U0272630

国家出版基金项目
NATIONAL PUBLICATION FOUNDATION

平乐正骨系列丛书 ↕ 总主编 郭艳幸 杜天信

白颖 郭珈宜 主编

平乐正骨发展简史

①

PINGLE GUO'S
ORTHOPAEDIC

中国中医药出版社
·北京·

图书在版编目（CIP）数据

平乐正骨发展简史 / 白颖，郭珈宜主编 .—北京：中国中医药出版社，2018.12
（平乐正骨系列丛书）
ISBN 978 – 7 – 5132 – 4955 – 3

Ⅰ .①平… Ⅱ .①白… ②郭… Ⅲ .①正骨疗法－医学史 Ⅳ .① R274.2–09

中国版本图书馆 CIP 数据核字（2018）第 090369 号

中国中医药出版社出版

北京市朝阳区北三环东路 28 号易亨大厦 16 层
邮政编码　100013
传真　010–64405750
保定市中画美凯印刷有限公司印刷
各地新华书店经销

开本 787×1092　1/16　印张 12.5　字数 248 千字
2018 年 12 月第 1 版　2018 年 12 月第 1 次印刷
书号　ISBN 978 – 7 – 5132 – 4955 – 3

定价　79.00 元
网址　www.cptcm.com

社 长 热 线　010–64405720
购 书 热 线　010–89535836
维 权 打 假　010–64405753

微信服务号　zgzyycbs
微商城网址　https://kdt.im/LIdUGr
官 方 微 博　http://e.weibo.com/cptcm
天猫旗舰店网址　https://zgzyycbs.tmall.com

如有印装质量问题请与本社出版部联系（010–64405510）

《平乐正骨系列丛书》编委会

总 主 编 郭艳幸　杜天信

副总主编 郭智萍　高书图　李无阴　白　颖　郭珈宜

总 策 划 杜天信　郭艳幸

策　　划 白　颖　牛伟刚　郭珈宜　秦克枫　王志勇　张进川

总 顾 问 陈可冀　张重刚　韦贵康　孙树椿　施　杞　何清湖

顾　　问（按姓氏笔画排序）

丁　锷　马玉良　王克祥　王宏坤　王爱国　王继先　毛天东　刘太书　刘克忠
江正玉　许鸿照　李仁刚　吴乃风　沈冯君　宋贵杰　张　茂　张天健　张传礼
张建福　范金山　周福贻　孟宪杰　段庚辰　闻善乐　娄多峰　祝　波　高礼作
郭玉凤　郭秋芬　郭宪章　郭艳锦　郭焕章　智江水　翟明玉　黎君若

总 编 委（按姓氏笔画排序）

丁　冬　丁幸坡　丁荣洛　于子晓　万　胜　万明才　万富安　王　丹　王　宁　王　俊
王　倾　王　博　王　锐　王丹丹　王凤英　王玉楠　王军辉　王红丽　王运龙　王武超
王若旭　王国杰　王春秋　王战朝　王桂芝　王振亚　王健智　王爱国　王烨芳　王敬威
王新卫　王静敏　韦小玲　水根会　牛玉贤　牛亚勇　牛伟刚　牛素玲　毛　欣　毛天东
毛书歌　介玉娇　文永兵　孔凡国　孔西建　左二燕　厉佳俊　叶　晔　叶培汉　田江波
田金玲　白　玉　白　颖　白淑红　仝允辉　冯　芳　冯　坤　冯　峰　司马海娟　邢　江
邢林波　吕秉乐　吕振超　朱　伟　朱小磊　朱明海　朱炎军　朱晶晶　任素婷　任乘辰
刘　伟　刘　琦　刘　斌　刘　强　刘　源　刘又文　刘文英　刘玉珂　刘旭东　刘青阁
刘尚才　刘振敏　刘桂凌　刘晓红　刘培建　刘朝圣　闫　慧　江建锋　许　文　许京华
许建波　许益娜　阮成群　孙永强　孙相如　孙贵香　孙乾坤　孙豪娴　苏　攀　苏春霞
苏晓川　杜天信　杜旭召　杜志谦　李　沛　李　洋　李　真　李　峰　李　想　李小玲
李千里　李无阴　李文霞　李玉新　李东升　李东生　李兴华　李红玲　李麦朵　李志红
李志强　李妙芳　李金菊　李春游　李秋玲　李洛宜　李晓峰　李海洋　李海婷　李培岭
李焕有　李辉辉　李道通　李翠翠　杨　云　杨　阳　杨　静　杨　磊　杨　洗　杨玉芳
杨生民　杨林平　杨金初　杨金莲　杨晓凯　杨浩博　杨新成　肖　丹　肖　鹏　肖碧跃
吴　涛　吴玉冰　吴松梅　吴官保　吴春丽　吴晓龙　何　权　何广宏　何丕龙　邹吉锋
辛　玉　沈素红　宋永伟　宋晓征　宋鹏程　张　宏　张　茂　张　杰　张　虹　张　耘
张　敏　张　智　张　婷　张　锟　张卫红　张云飞　张云芳　张玉可　张永红　张红庆
张红星　张作君　张宏军　张国庆　张晓丽　张康乐　张淑卿　张斌青　张冀东　陆成龙
陈　刚　陈　伟　陈　丽　陈　柯　陈　哲　陈子纲　陈亚玲　陈红岩　陈利国　陈昌华
陈晓红　陈海龙　陈晚英　陈献韬　范仪铭　范克杰　林新印　尚延春　尚鸿生　昌中孝
易亚乔　周　天　周　兴　周英杰　周晓峰　郑少勇　郑世军　郑晓静　郑福增　孟　璐
赵　颖　赵东亮　赵庆安　赵建业　赵建梅　赵俊峰　赵祚堟　赵爱琴　赵继红　赵晨宇
赵朝峰　郝　军　郝　明　胡　沛　胡　梅　胡方林　胡相华　南　恒　侯洪理　俞长纯
饶超群　饶耀建　闻亚非　姚太顺　秦　娜　栗二毛　贾春霞　贾维丽　夏帅帅　夏厚纲
晁晓宝　倪　佳　徐巧妮　徐弘州　徐派的　徐艳华　凌春莹　高　山　高书图　高泉阳
高晓光　郭　冰　郭马珑　郭会利　郭会卿　郭珈宜　郭树农　郭艳丝　郭艳幸　郭艳锦
郭维淮　郭智萍　席　林　唐军平　姬永琴　黄满玉　黄霄汉　曹亚飞　曹向阳　龚兆红
崔宏勋　章　奕　梁国辉　葛　军　韩军涛　韩松辉　韩鲁丽　程　栋　程月起　程春生
程真真　程森永　程富礼　焦金源　焦瑞娜　曾序求　谢剑侠　谢雅静　雷　哲　雷超阳
鲍铁周　蔡小丽　廖峻海　翟明玉　黎鹏程　魏　岚　魏润玲

《平乐正骨发展简史》编委会

主　编　白　颖　郭珈宜

副主编　牛伟刚　陈利国　张红星　李焕有

　　　　崔宏勋

编　委　（按姓氏笔画排序）

　　　　牛伟刚　白　颖　李　峰　李焕有

　　　　杨　云　何　权　辛　玉　张云飞

　　　　张红星　陈子纲　陈利国　郭马珑

　　　　郭珈宜　徐派的　崔宏勋

顾　问　（按姓氏笔画排序）

　　　　毛天东　李仁刚　张天健　张　茂

　　　　张传礼　孟宪杰　闻善乐　郭艳锦

　　　　智江水　黎君若

主　审　范金山

正骨医学瑰宝　造福社会民生（陈序）

平乐郭氏正骨，享誉海内外，是我国中医正骨学科的光辉榜样，救治了大量骨伤患者，功德无量，是我国中医药界的骄傲。追溯平乐正骨脉络，实源于清代嘉庆年间，世代相传，医术精湛，医德高尚，励学育人，服务社会，迄今已有220余年历史。中华人民共和国成立以后，平乐正骨第五代传人高云峰先生将其家传秘方及医理技术传于天下，著书立说，服务民众。在先生的引领下，1958年创建河南省平乐正骨学院，打破以往中医骨伤靠门内传授之模式，中医骨伤医疗技术首次作为一门学科进入大学及科学研究部门之殿堂，学子遍布祖国各地，形成平乐正骨系统科学理论与实践体系，在推动中医骨伤学科的传承与发展方面做出了重大的贡献。以平乐正骨第六代传人、著名骨伤科专家郭维淮教授为代表的平乐正骨人，更是不断创新、发展和完善，使"平乐正骨"进一步成为以理论架构完整、学术内涵丰富、诊疗经验独特、治疗效果显著等为优势的中医骨伤科重要的学术流派，确立其在中医骨伤科界的重要学术地位。由于平乐郭氏正骨的历史性贡献与影响，"平乐郭氏正骨法"于2008年6月被国务院列入国家第一批非物质文化遗产保护名录；2012年，"平乐郭氏正骨流派"被国家中医药管理局批准为国家第一批中医学术流派传承工作室建设单位。

《平乐正骨系列丛书》从介绍平乐正骨的历史渊源、流派传承等发展经历入手，分别论述了平乐正骨理论体系、学术思想、学术特色及诊疗特色，包括伤科"七原则""六方法"，平乐正骨固定法、药物疗法、功能锻炼法等。此外，还生动论述了平乐正骨防治结合的养骨法、药膳法，以及平衡思想等新理念、新思路和新方法，囊括了平乐正骨骨伤科疾病护理法及诊疗规范，自成一体，独具特色。从传统的平乐正骨治伤经典入手，由点及面，把平乐正骨的预防规范、诊疗规范、护理规范、康复规范等立体而全面地呈献给社会，极具实用性及科学性。该书集我国著名的骨伤科学术流派——平乐正骨之大成，临床资料翔实、丰富、可靠，汇聚了几代平乐正骨人的心血，弥足珍贵。

该书系从预防入手，防治结合，宗气血之总纲，守平衡之大法，一些可贵的理论或理念第一次呈献给大家，进一步丰富、发展了平乐正骨理论体系，集理、法、方、药于一体，具有较强的系统性、创新性、实用性和科学性，丰富和完善了中医骨伤疾病诊疗体系，体现了平乐正骨中西并重、兼收并蓄、与时俱进的时代性和先进性。该书既可供同行参考学习，寓教于学，也可作为本学科的优秀教材。

随着世界医学的发展、人类疾病谱的变化，以及医学科学技术的进步，人们更加关注心理因素和社会因素对于疾病的影响，更加关注单纯医疗模式向"医疗、保健、预防"综合服务模式的转变。在为人民健康服务的过程中，平乐正骨始终坚持以患者需求为本，疗效为先，紧紧围绕健康需求，不断探索、创新与发展。今天，以杜天信院长及平乐正骨第七代传人郭艳幸教授为代表的平乐正骨人，秉承慎、廉、诚之医道医德，弘扬严谨勤勉之学风，继承发扬，严谨求实，博采众长，大胆创新，在总结、继承、更新以往学术理论和临床经验的基础上，对平乐正骨进行了更深层次的挖掘、创新，使得平乐正骨从理论到实践都进一步取得了重大突破。

纵观此系列丛书，内涵丰富，结构严谨，重点突出，实用性强，体现了"古为今用，西为中用"和中医药学辨证论治的特点，可以为中医骨伤科学提供重要文献，为临床医师提供骨伤科临床诊疗技术操作指南，为管理部门提供医疗质量管理的范例与方法，为从业者提供理论参考标准和规范，为人民大众提供防治疾病与养生的重要指导。

我深信此套丛书的出版，必将对中医骨伤科学乃至中医药学整体学术的继承与发展，做出新的贡献，是以为序。

陈可冀

中国科学院资深院士

中国中医科学院首席研究员

2018 年元月于北京西苑

继往开来绽新花（韦序）

受平乐郭氏正骨第 7 代传人、国家级非物质文化遗产项目中医正骨疗法（平乐郭氏正骨法）代表性传承人郭艳幸主任医师之邀，为其及杜天信教授为总主编的《平乐正骨系列丛书》做序，不由得使我想到了我的母校——河南平乐正骨学院，如果不是受三年自然灾害影响，今年就是她的"花甲之年"。

1955 年冬天，平乐郭氏正骨第 5 代传人高云峰先生到北京参加全国政协会议，当毛泽东主席见到高云峰时，指着自己的胳膊向她说："就是这里折了，你能接起来吗？现在公开了，要好好培养徒弟，好好为人民服务！"毛主席的教导，给予高云峰先生多么大的鼓舞啊。她回到洛阳孟津平乐家中，不久就参加了工作，立下了要带好徒弟，使祖传平乐郭氏正骨技术惠及更多患者的决心。

在党和政府的关怀、支持下，于 1956 年 9 月成立了河南省平乐正骨医院（河南省洛阳正骨医院的前身），这是我国最早的一家中医骨伤专科医院，高云峰先生为首任院长。平乐郭氏正骨也因其技术优势与特色在全国产生了巨大影响，《河南日报》《健康报》《人民日报》为此做了相继报道，平乐郭氏正骨医术被誉为祖国医学宝库中的珍珠（见 1959 年 10 月 17 日《健康报》）。

1958 年，为进一步满足广大人民群众对医疗保健事业日益增长的需求，把中医正骨医术提高到新的水平，经国家教育部和河南省政府有关部门批准，在平乐正骨医院的基础上，由高云峰先生主持成立了我的母校河南平乐正骨学院——全国第一所中医骨科大学，高云峰先生任院长。平乐正骨学院的成立，开辟了中医骨伤现代教育的先河，为中医骨伤科掀开了光辉灿烂的历史篇章，使中医骨伤由专有技术步入了科学的殿堂。高云峰先生是我国中医骨伤高等教育当之无愧的开拓者和奠基人。新中国成立后，中医骨伤的骨干力量由此源源不断地输送到祖国各地，成为各省公立医院骨伤科或学院骨伤系的创始人及学术带头人。因此，河南平乐正骨学院被学术界誉为中医骨伤的"黄埔军校"。同时，在学术界还有"平乐正骨半天下"的美誉。

1960年9月上旬，我第一次乘火车，在经过两天两夜的旅程后，来到了位于洛阳市白马寺附近的河南平乐正骨学院，被分在本科甲二班，这个班虽然仅有19名学生，却是来自国内14个省、市、自治区的考生或保送生。日月如梭，50多年前的那段珍贵的经历令我终生难忘，我带着中医骨伤事业的梦想从平乐正骨学院启航，直到如今荣获"国医大师"殊荣。

经过几代平乐正骨人的不懈努力，平乐正骨弟子遍及海内外，在世界各地生根、发芽、开花、结果，为无数患者带来福祉。如今的平乐正骨流派已成为枝繁叶茂的全国最大最具影响力的学术流派之一，河南省洛阳正骨医院也已成为一所集医疗、教学、科研、产业、康复、文化于一体的具有3000多张床位的三级甲等省级中医骨伤专科医院。站在新时代的起点，发展和创新平乐正骨、恢复高等教育是新一代平乐正骨人的肩负使命，也是我和其他获得平乐郭氏正骨"阳光雨露"者的梦想和愿望。

《平乐正骨系列丛书》共约700余万字，含18个分册，包含《平乐正骨发展简史》《平乐正骨史话》《平乐正骨基础理论》《平乐正骨平衡学》《平乐正骨常见病诊疗规范》《平乐正骨诊断学》《平乐正骨影像学》《平乐正骨骨伤学》《平乐正骨筋伤学》《平乐正骨骨病学》《平乐正骨手法学》《平乐正骨外固定法》《平乐正骨药物治疗学》《平乐正骨养骨学》《平乐正骨康复药膳》《平乐正骨康复法》《平乐正骨护理法》《平乐正骨骨伤常见疾病健康教育》等，是对220余年平乐正骨发展成果与临床经验的客观总结，具有鲜明的科学性、时代性和实用性。此套丛书图文并茂，特色突出，从平乐正骨学术思想到临床应用等，具体翔实地介绍了平乐正骨的诊疗方法和诊疗特色。平乐正骨有高等院校教育的过去和今天的辉煌，将来也必然能使这段光荣的历史发扬光大，结出累累硕果。《平乐正骨系列丛书》是中医骨伤从业者难得的一套好书，也是中医骨伤教学的好书，特别适用于高等医药院校各层次的本科生、研究生阅读。

特为此序！

韦贵康

国医大师

世界手法医学联合会主席

广西中医药大学终身教授

2018年6月

百年正骨　承古拓新（孙序）

在河洛文化的发祥地、十三朝古都洛阳，这块有着厚重历史文化底蕴的沃土上，孕育成长着一株杏林奇葩，这就是有着 220 余年历史、享誉中外的平乐郭氏正骨。自郭祥泰于清嘉庆元年（1796）在平乐村创立平乐正骨以来，其后人秉承祖训，致力于家学的发展与创新，医术名闻一方。1956 年，平乐正骨第五代传人高云峰女士，在毛泽东主席的亲切勉励下，带领众弟子创办了洛阳专区正骨医院，1958 年创建平乐正骨学院，1959 年创建平乐正骨研究所，并自制药物为广大患者服务，使平乐正骨于 20 世纪 50 年代末即实现了医、教、研、产一体化，学子遍及华夏及亚、欧、美洲等地区和国家，成为当地学科的带头人和骨干力量，平乐正骨医术随之载誉国内外，实现了由医家向中医著名学术流派的完美转型。平乐郭氏正骨第六代传人郭维淮，作为首届国家级非物质文化遗产传承人，带领平乐正骨人，将平乐郭氏正骨传统医术与现代科学技术结合，走创新发展之路，使平乐郭氏正骨以特色鲜明、内涵丰富、理论系统、疗效独特等为优势，为"平乐正骨"理论体系的形成奠定了坚实的基础，为中医骨伤科学的发展做出了重要贡献。

《平乐正骨系列丛书》全面介绍了国家非物质文化遗产——平乐郭氏正骨的内容，全方位展现了平乐正骨的学术思想和特色。丛书包含 18 个分册，从介绍平乐正骨的历史渊源、流派传承等情况入手，分别论述了平乐正骨学术思想、学术特色、理论体系及诊疗特色，尤其是近年理论与方法的创新，如"平衡思想""七原则""六方法"等。丛书集 220 余年平乐正骨学术之精华，除骨伤、骨病、筋伤等诊疗系列外，还涵盖了平乐正骨发展史、基础理论、平衡学、正骨手法、固定法、康复法、护理法等，尤其是体现平乐郭氏正骨防治结合思想的养骨法、药膳法和健康教育等，具有鲜明的时代特点，符合现代医学的预防－医学－社会－心理之新医学模式，为广大患者带来了福音。

统观此丛书，博涉知病、多诊识脉、屡用达药，继承我国传统中医骨伤科学之精华，结合现代医学之先进理念，承古拓新，内容丰富，实用性强，对骨伤医生及研究者有很好的指导作用。全书自成一体，独具特色，是一套难能可贵的好书。

《平乐正骨系列丛书》由洛阳正骨医院、郑州骨科医院、深圳平乐骨伤科医院等平乐正骨主要基地的百余名专家共同撰著，参编专家均为长期工作在医、教、研一线，临床经验丰富的平乐正骨人；临床资料翔实、丰富、可靠，汇聚了几代平乐正骨人的心血，弥足珍贵。

叹正骨医术之精妙，殊未逊于西人，虽器械之用未备，而手法四诊之法既精，则亦足以赅括之矣。愿此书泽被百姓，惠及后世。

中华中医药学会副会长

中华中医药学会骨伤专业委员会主任委员

中国中医科学院首席专家

2018 年 3 月

施 序

　　"平乐正骨"是我国中医骨伤学科著名流派之一，被列为国家级非物质文化遗产，发祥于我国河南省洛阳市孟津县平乐村，先祖郭祥泰自清代创始迄今已历七代，相传220余年，被民众誉为"大国医""神医"，翘楚中华，饮誉海内外。中医药学是一个伟大宝库，积聚了历代医家深邃的创新智慧、理论发明和丰富的临证经验。在如此灿若星河的中医药发展历史画卷中，"平乐正骨"俨然是一颗熠熠生辉的明珠。"洛阳春色擅中州，檀晕鞓红总胜流。"近220余年来，西学东进，加之列强欺凌，包括中医药在内的我国优秀民族传统文化屡遭打压。然而，"平乐正骨"面对腥风血雨依然挺立，诚为奇葩。我国中医骨伤同道在引以为傲的同时每每发之深省，激励今日之前行。

　　"平乐正骨"自先祖郭祥泰始，后经郭树楷、郭树信相传不辍，代有建树，遂形成"人和堂""益元堂"两大支系。郭氏家族素以"大医精诚"自励，崇尚"医乃仁术"之宗旨，坚持德高济世、术优惠民为己任之价值取向和行为规范，弘扬"咬定青山不放松，立根原在破岩中。千磨万击还坚劲，任尔东西南北风"的创业精神，起废除伤、病愈膏肓、妙手回春等众多轶事传闻誉溢乡里域外，不绝于耳。"平乐正骨"植根民众，形成"南星""北斗"之盛况经久不衰。中华人民共和国成立后的60多年来，在中国共产党的中医政策指引下，更是蓬勃发展。在第五代传人高云峰女士和第六代传人郭维淮教授的推进下日臻完善，先后建立了公立洛阳正骨医院、平乐正骨学院、河南省平乐正骨研究所。河南省洛阳正骨医院以三级甲等医院的规模和医疗品质，每年吸引省内外乃至海外数以百万计的骨伤患者，为提升医院综合服务能力，他们积极开展中西医结合诊疗建设，不断扩大中医骨伤治疗范围和疗效水平。平乐正骨学院及以后的培训班为国家培育了数千名优秀骨伤高级人才，时至今日，他们中的大多数已成为我国中医骨伤科事业的学科带头人、领军人才或著名学者。改革开放以来，在总结临床经验的同时，引入现代科技和研究方法，河南省洛阳正骨研究所获得多项省和国家重大项目资助，也获得多项省和国家科技奖项，在诸多方面为我国当代中医骨伤事业发展做出了重大贡献，河南省洛阳正骨医院也被国家列为部级重点专科和全国四大基地之一。"天行健，君子以自强不息"，郭氏门人始终在逆境中搏击，在成功中开拓。以"平乐正骨"为品牌的洛阳正骨医院，在高云峰等历届院长的带领下，成功地将"平乐正骨"由民间医术转向中医现代化的诊疗体系，由传统医技转向科技创新的高端平台，由单纯口授身传的师承育人模式转向现代学校教育制度的我国高等中医骨伤人才培养的摇篮，从而实现了难能可贵的历史跨越。中医药事业的发展应以"机构建设为基础，人才培养为关键，学术发展为根本，科学管理为保障"，这是 20 世纪 80 年代国家中医药管理局向全国提出的指导方针，河南省洛阳正骨医院的实践和成功无疑证实了其正确性，而且是一个先进的范例。

牡丹为我国特产名贵花卉，唐盛于长安，至宋已有"洛阳牡丹甲天下"之说，世颂为"花王"。刘禹锡《赏牡丹》诗曰："庭前芍药妖无格，池上芙蕖净少情。唯有牡丹真国色，花开时节动京城。""平乐正骨"正是我国中医药百花园中一株盛开不衰的灿烂花朵，谨借此诗为之欢呼！

继承创新是中医药事业振兴的永恒主题。在流派的整理与传承中，继承是前提、是基础。"平乐正骨"以光辉灿烂的传统文化为底蕴，有着丰富的学术内涵和独具特色的临证经验。其崇尚"平衡为纲，整体辨证，筋骨并重，内外兼治，动静互补"的学术思想，不仅是数代郭氏传人的经验总结，而且也充分反映了其哲学智慧，从整体上阐明了中医药特色优势在"平乐正骨"防治疾病中的运用。整体辨证是中医学的基本观点，强调人与自然的统一，人自身也是一个统一的整体。中医学理论体系的形成渊薮于中国古典哲学，现代意义上的"自然"来自拉丁语 Nature（被生育、被创造者），最初含义是指独立存在，是一种本能地在事物中起作用的力量。中国文人的自然观远在春秋时期即已形成，闪烁着哲学睿智。《道德经》曰："人法地，地法天，天法道，道法自然。"后人阮籍曰："道即自然。"《老子》还强调"柔弱胜刚强""天下莫柔弱于水，而攻坚强者莫之能胜，以其无以易之。弱之胜强，柔之胜刚，天下莫不知，莫能行"。相传出于孔子之手的《周易大传》提出刚柔的全面观点，认为"刚柔者，昼夜之象也""君子知微知彰，知柔知刚，万夫之望""刚柔相推而生变化""一阴一阳之谓道"。《素问·阴阳应象大论》进一步明确提出："阴阳者，天地之道也；万物之纲纪，变化之父母，生杀之本始，神明之府也。"天人相应的理念，加之四诊八纲观察分析疾病的中医学独有方法，不仅使整体辨证有可能实施，而且彰显了其优势。"平乐正骨"将这些深厚的哲理与骨伤临床结合，充分显示其文化底蕴和中医学的理论造诣。"骨为干，肉为墙"，无论从生理或病理角度，中医学总是将筋骨密切联系，宗筋束骨，在运动中筋骨是一个统一的整体，只有在动静力平衡的状态下才能达到最佳功能。"肝主筋""肾主骨""脾主肌肉"，"平乐正骨"提出的"筋骨并重，内外兼治"正是其学术思想的灵活应用。在我看来，"动静互补"比"动静结合"有着更显明的理论特征和实用价值。在骨伤疾病的防治中，动和静各有其正面和负面的作用，因而要发挥各自的正能量以避免消极影响，这样便需要以互补为目的形成两相结合的科学方法，如果违背了这一目的，动和静失去量的限制，结合仅是一种形式，甚至不利于损伤的修复。科学的思维，其延续往往不受光阴的限制，甚至有异曲同工之妙。现代研究证实，骨膜中的骨祖细胞对骨折愈合起着重要作用，肌肉是仅次于骨膜最接近骨表面的软组织，适当的肌肉收缩应力可以促进骨的发育和损伤愈合，肌肉中的丰富血管为骨提供了营养供应，肌肉的异常（包括功能异常）也会影响骨量和骨质。临床研究表明，即使不剥离骨膜，肌肉横断损伤也会延迟骨折愈合。因此，除骨膜和骨髓间充质的干细胞外，肌肉成为影响骨折愈合的又一重要组织，其中肌肉微环境的改变则是研究的重要方面。220 多年前的"平乐正骨"已在实践中体现了这种思维，并探索其规律。

基于上述的理论和实践，"平乐正骨"形成了一整套独具特色的诊疗方法，包括手法、内外药物治疗、练功导引等，将骨伤疾病的防治、康复、养生一体化。早在 20 世纪 50 年代，高云峰、郭维淮等前辈已将众多家传秘方和技术公诸于世。"平乐正骨"手到病除的技艺来自于郭氏历代传人的精心研究和积累，也与其注重学术交流、博采众长密切相关。"平乐正骨"的发源地也是少林寺伤科的发祥地。相传北魏孝文帝（495）时，少林寺始建于河南登封市北少室山五乳峰下。印度佛教徒菩提达摩曾在该寺面壁 9 年，传有"达摩十八手""心意拳"等。隋末少林寺僧助秦王李世民有功受封，寺院得到发展，逐渐形成与武术相结合的伤科技法，称为"少林寺武术伤科"，在唐代军营中推广应用，少林寺秘传内外损伤方亦得以流传。作为文化渊源，对"平乐正骨"不无影响。

洛阳之称首见于《战国策·苏秦以连横说秦》。早在距今六七千年前，该地区已发展到母系氏族繁荣阶段，著名的仰韶文化即发现于此。自周以来相继千年，成为中原地区历史上重要的政治、文化、经济、商贸、科技中心。在我国历史上有着重要地位的大批经典名著、科技发明多发迹于此。如《说文解字》《汉书》《白虎通义》《三国志》《博物志》《水经注》《新唐书》《资治通鉴》，以及"蔡侯纸""龙门石窟""唐三彩"等均为光灿千古之遗存。此外，如"建安七子"、三曹父子、"竹林七贤"、"金谷二十四友"、李白杜甫相会、程氏兄弟理学宣讲，以及白居易以香山居士自号，晚年居洛城 18 年等群贤毕至、人才荟萃。唐·卢照邻曾曰："洛阳富才雄。"北宋·司马光有诗曰："若问古今兴废事，请君只看洛阳城。"在如此人文资源丰富的地域诞生"德才兼高、方技超群"的"平乐正骨"应是历史的必然。以"平乐正骨"第七代传人杜天信教授、郭艳幸教授为首的团队肩负历史责任和时代使命，率领河南省洛阳正骨医院和河南省正骨研究院，在继承、创新、现代化、国际化的大道上快速发展，为我国中医骨伤学科建设和全面拓展提供了宝贵经验，做出了重大贡献，他们不负众望，成为"平乐正骨"的后继者、兴旺的新一代。汇积多年经验，经过认真谋划，杜天信教授、郭艳幸教授主编的《平乐正骨系列丛书》共 18 册即将出版，该套书图文并茂，洋洋大观，可敬可贺。当年西晋大文豪左思移居洛阳，筹构 10 年，遂著《三都赋》而轰动京城，转相录抄以致难觅一纸，遂有"洛阳纸贵"之典故脍炙人口，千年相传。本书问世，亦当赞誉有加，再现"洛阳纸贵"，为世人目睹"平乐正骨"百年光彩而呈献宝鉴。

不揣才疏，斯为序。

中医药高校教学名师
上海中医药大学脊柱病研究所名誉所长、终身教授
中华中医药学会骨伤分会名誉主任委员
乙未夏月

总前言

发源于河洛大地的平乐郭氏正骨医术是中医药学伟大宝库中的一颗明珠，起源于1796 年，经过 220 余年的发展，平乐正骨以其特色鲜明、内涵丰富、理论系统、疗效独特、技术领先的优势及其所秉承的"医者父母心"的医德、医风，受到海内外学术界的广泛关注，并成为国内业界所公认的骨伤科重要学术流派。2008 年 6 月，平乐郭氏正骨法被载入国务院公布的第二批国家级非物质文化遗产名录和第一批国家级非物质文化遗产扩展项目名录。平乐正骨理论体系完整，并随着时代进步和科学发展而不断丰富，其整体性体现在理、法、方、药各具特色，诊、疗、养、护自成体系等方面。但从时代发展和科学进步的角度看，平乐正骨理论一方面需要系统总结与提炼，进一步规范化、系统化，删繁就简；另一方面需要创新与发展，突出其实用性及科学性。在国家大力倡导发展中医药事业的背景下，总结和全面展示平乐正骨这一宝贵的非物质文化遗产，使其造福更多患者，《平乐正骨系列丛书》应运而生。

发掘与继承、发展与创新是平乐正骨理论的显著特征。平乐正骨在中医及中西医结合治疗骨伤科疑难疾患方面，形成了自己的学术特色。其学术特征主要表现为"平衡为纲、整体辨证、筋骨并重、内外兼治、动静互补、防治结合、医患合作"七原则和"诊断方法、治伤手法、固定方法、药物疗法、功能疗法、养骨方法"六方法及"破瘀、活血、补气"等用药原则。这些原则和方法是平乐正骨的"法"和"纲"，指导着平乐正骨的临床研究与实践，为众多患者解除了痛苦。在不断传承发展过程中，平乐正骨理论体系更加系统、完善。

在新的医学模式背景下，平乐正骨的传承者重视生物、心理、社会因素对人体健康和疾病的综合作用和影响，从生物学和社会学多方面来理解人的生命，认识人的健康和疾病，探寻健康与疾病及其相互转化的机制，以及预防、诊断、治疗、康复的方法。作者结合中医养生理论及祖国传统文化，审视现代人生活、疾病变化特点，根据人类生、长、壮、老、已的规律，探索人类健康与疾病的本质，不断提高平乐正骨对筋骨系统的健康与疾病及其预防和治疗的理性认识水平，提出了平乐正骨的平衡思想，并将平乐正骨原"三原则""四方法"承扬和发展为"七原则""六方法"，形成了平乐正骨理论体系的基本构架。

作为平乐正骨医术的传承主体，河南省洛阳正骨医院（河南省骨科医院）及平乐正骨的传承者在挖掘、继承、创新平乐郭氏正骨医术的基础上，采取临床研究与基础研究相结合的方法，通过挖掘、创新平乐正骨医术及理论，并对现有临床实践及科学技术进行提炼总结、研究汇总，整理成《平乐正骨系列丛书》，包含 18 个分册，全面介绍国家级非物质文化遗产——平乐郭氏正骨法的内容，全方位展现平乐正骨的学术思想、学术特色，集中体现平乐正骨的学术价值及其研究进展，集 220 余年尤其是近 70 年的理论与实践研究之精粹，以期更好地造福众患，提携后学，为骨伤学科的发展及现代化尽绵薄之力。

最后，感谢为平乐正骨医术做出巨大贡献的老一辈平乐正骨专家！感谢为平乐正骨医术的创新和发展努力工作的传承者！感谢一直以来关注和支持平乐正骨事业发展的各级领导和学术界朋友！感谢丛书撰稿者多年来的辛勤耕耘！同时也恳请各界同仁对本丛书中的不足给予批评指正。再次感谢！

《平乐正骨系列丛书》编委会

2017 年 12 月 18 日

主编简介

　　白颖　男，出生于 1961 年 11 月，本科学历，毕业于中央党校经济管理专业，历任河南省洛阳正骨医院（河南省骨科医院）团委书记、监察室主任、党委办公室主任、工会主席等职务，现任河南省洛阳正骨医院（河南省骨科医院）党委副书记，国家医院管理协会医院文化委员会常务委员、河南省医院管理协会医院后勤专业委员会副主任委员、河南省中医药协会医院文化专业委员会副主任委员。曾多次荣获地厅级以上科技成果奖，先后主编《洛阳正骨传奇》《中医昆仑——郭维淮》等书籍 20 余本；在荣获国家第十一届精神文明建设"五个一"工程奖的电视剧《大国医》中担任监制；在河南省委宣传部拍摄的《郭维淮大夫》电视剧中任副制片人；发表医院管理及文化建设方面的论文 10 余篇；先后多次在国内大型学术交流中就医院文化建设方面的先进经验和做法进行典型发言。

　　郭珈宜　女，1970 年 10 月生，医学硕士，副主任中医师，副教授，平乐郭氏正骨第八代传人，第五批全国老中医药专家学术经验继承人，洛阳市非物质文化遗产"洛阳正骨（平乐郭氏正骨)"代表性传承人，全国中医学术流派（平乐郭氏正骨）传承工作室成员。现任河南省洛阳正骨医院（河南省骨科医院）骨关节病非手术疗法研究治疗中心（骨关节病研究所）主任，平乐正骨研究室主任，兼任湖南中医药大学、安徽中医药大学硕士研究生导师，中华中医药学会骨伤科分会委员，中国中西医结合学会委员，中华中医药学会亚健康分会常委，中华中医药学会整脊分会常委，中华中医药学会学术流派传承分会常委，中华中医药学会治未病分会委员，世界手法医学联合会副秘书长，世界中医药学会联合会骨关节疾病专业委员会常务理事，世界中医药学会联合会骨伤专业委员会理事，世界中医药学会联合会脊柱健康专业委员会委员，国际数字医学会数字中医药分会青年委员，洛阳市瀍河回族区政协副主席，洛阳市人大代表，农工党河南省委委员等职。

　　从事中医骨伤教学、科研、临床工作 20 多年，具有扎实的理论基础和丰富的临床经验，擅长以平乐正骨特色疗法诊治骨伤科疑难杂症。学术上，师承平乐郭氏正骨第七代传人郭艳锦教授及平乐郭氏正骨第七代传人、博士生导师郭艳幸教授，深得平乐正骨真传，在全面继承的基础上，结合多年临床经验及现代医学技术，熟练运用平乐正骨理、法、方、药治疗骨伤疾患，擅长治疗颈肩腰腿疼、股骨头缺血性坏死、老年性骨关节疾病及创伤后遗症等病症。在开展医疗实践的同时，积极创造条件进行科研工作，致力于平乐正骨流派传承、整理、研究，在国内外发表学术论文数十篇，其中以第一作者发表 SCI 论文 1 篇，核心期刊论文 10 余篇，著书 4 部，获得地厅级以上科技成果奖 8 项，国家发明专利 1 项，实用新型专利 7 项，主持承担、参与厅级以上科研项目 11 项。

编写说明

　　平乐郭氏正骨是中医药学的重要组成部分，是骨伤科领域中的一颗璀璨明珠。它起源于清朝嘉庆年间，至今有220余年的历史，经过八代薪火相传，不断发展，中华人民共和国成立前已名闻遐迩。由于历史原因，单传秘授不仅限制了学术的发展，而且未留下文字记载。中华人民共和国成立以后，在党的正确方针政策的指引下，在各级政府的亲切关怀和大力支持下，平乐郭氏正骨获得了长足进步和巨大发展。如今，它的发展和学术成就不仅引起了国人瞩目，也引起了国际医药学界的高度重视。

　　《平乐正骨发展简史》以历史发展为轴线，从纵横两个方面探讨平乐郭氏正骨的发展轨迹，研究平乐郭氏正骨的科学内涵、自身发展规律以及快速发展的动力。本书以历史发展为纲，以社会背景、人文因素、基础理论为目，阐述不同历史时期平乐郭氏正骨的理论体系发展脉络，揭示其内在联系和外在因素。通过平乐郭氏正骨的实践和理论在发展过程中的辩证关系，各个时期发展的外部因素及其内在发展规律，正确评价平乐郭氏正骨的理论构架和实践成就，从历史角度正确认识平乐郭氏正骨。

　　本书共分十章，以平乐正骨发展历史渊源为切入点，从各个时期平乐正骨的特点以及突出成就，客观正确地阐明平乐正骨的发展以及理论体系形成过程。本书集整体性、系统性、完整性、科学性于一体，丰富和完善了平乐正骨内容体系，体现了平乐正骨与时俱进的时代性和先进性。主编及编者均为长期工作在医、教、研一线，且临床经验丰富的平乐正骨人，资料翔实、丰富、可靠，汇聚了几代平乐正骨人的心血，弥足珍贵。

　　本书在编写过程中，得到了各方人士的大力支持，在此深表谢意！书中不尽人意之处，敬请批评指正！

《平乐正骨发展简史》编委会

2018 年 5 月

目录

第一章　中医骨伤科学的起源与发展

中医骨伤科学是一门防治骨关节及其周围筋肉损伤与疾病的学科，与其他临床学科一样，占有重要地位。骨伤科学历史上属"疡医"范畴，又称"接骨""正体""正骨""金疡""折疡"等。中医骨伤科学历史悠久，内容丰富，理论完整，具有丰富的学术内容和卓著的医疗成就，是中医学的一个重要临床学科，对中华民族的繁衍昌盛和中医学的发展起到了积极的推进作用。在骨伤科的发展过程中，各地骨伤科学受到不同地域、不同理论及不同学派的影响，形成了许多具有自身独特理论和治疗方法的骨伤学分支，平乐郭氏正骨就是其中最具有代表性的一派。

第一节　中医骨伤科学的产生与形成

战国及秦汉时期，我国从由奴隶社会进入封建社会，学术思想十分活跃，出现了"诸子蜂起，百家争鸣"的局面，医学取得了较大的发展，指导中医骨伤科临证医学的解剖生理知识、气血学说、肾主骨学说、经络学说及创伤骨病的病因病机理论已基本形成，骨伤科基础理论也初步形成。据考古发现，湖南长沙马王堆三号汉墓出土了一系列系属战国时代医学帛书，包括《足臂十一脉灸经》《阴阳十一脉灸经》《阴阳脉死候》《五十二病方》和《帛画导引图》等，其中保存了当时诊治骨折、创伤及骨病的丰富经验，包括手术、练功及方药等。其中亦记载了多种骨伤科病名，如《足臂十一脉灸经》记载了"折骨绝筋"；《阴阳脉死候》记载了"折骨裂肤"。《五十二病方》中亦有"诸伤""骨疽""骨瘤"等骨伤科病症，同时还描写了"伤痉"的临床表现。《五十二病方》中应用水银膏治疗外伤感染，系世界上应用水银于外伤科的最早记录。《帛画导引图》还绘有导引练功图谱及治疗骨伤科疾患的文字注释。

我国最早的医学典籍《黄帝内经》的形成，奠定了中医理论体系，其系统、全面地阐述了人体解剖、生理、病机、诊断、治疗等基础理论。《黄帝内经》对人体的骨、脉、筋、肉及气血的生理功能都有精辟的论述，如《灵枢·经脉》曰："骨为干，脉为营，筋为刚，肉为墙。"人体外部的皮肉筋骨与体内的五脏六腑关系密切，《黄帝内经》中阐发的"肝主筋、肾主骨、肺主皮毛、脾主肌肉、心主血脉及气伤痛、形伤肿"等基础理论，一直指导着骨伤科的临床实践。不仅如此，《黄帝内经》还对骨病的病因病机进行详细阐释，让人们从根本上认识相关疾病，如《灵枢·刺节真邪篇》曰："虚邪之人于身也，寒与热搏，久留而内著，寒胜其热，则骨疼肉枯，热胜其寒，则烂肉腐肌为脓，内伤骨为骨蚀……有所结，深中骨，气因于骨，骨与气并，日以益大，则为骨疽。"《素问·痹论》中阐述了风、寒、湿为导致痹证的三个主要病因；《素问·痿论》将痿证分为痿躄、脉痿、筋痿、骨痿、肉痿等。这些理论对后世产生了重要影响，对中医骨伤科的辨证论治奠定了基础。此外，《吕氏春秋》认为"流水不腐，户枢不蠹，动也；形气亦然，形不动则精不流，精不流则气郁"，并主张用练功疗法治疗足部"痿躄"（肢体筋脉迟缓，软弱无力，行动不便的疾病），为后世骨伤科动静结合理论的形成奠定了基础。

秦汉时期，骨伤科临床医学得到了较大发展。这一时期，骨伤科应用的中药方剂较前有了明显的进步。东汉早期的《武威汉代医简》即记载了治疗金疡、外伤方 10 余首，功效确切。东汉末年《神农本草经》中就有可应用于骨伤科的药物约 100 种，且当时方剂的配伍较之《五十二病方》有明显的进步。汉代著名外伤科医家华佗擅长外科手术，其发明了麻沸散，施行于剖腹术、刮骨术，还创立了五禽戏，可运用于骨伤科疾病的康复。东汉末年，张仲景总结了前人的医疗成就，并结合自己的临床经验，著成《伤寒杂病论》一书，这是我国第一部临床医学巨著。他不仅创立了理法方药相结合的辨证论治方法，书上记载的攻下逐瘀方药，如大黄牡丹汤、桃核承气汤、大黄䗪虫丸和下瘀血汤等，至今仍被骨伤科医家所推崇。书中还记载了牵臂法人工呼吸、胸外心脏按摩等创伤复苏术。这一时期骨伤科病案记载亦十分丰富，西汉名医淳于意的《诊籍》记录了两例完整的骨伤科病案；西汉中期的《居延汉简》中"折伤部"记载了多种骨折创伤的治疗医案。

魏晋隋唐五代，伴随着经济、文化的不断发展，医疗经验也逐渐丰富，医学理论不断提高，医学的发展趋向于专科化。这一时期，战乱频繁，骨伤科疾患更为多见，从而积累了丰富的临床经验，促进了骨伤科诊疗技术的进步。晋代葛洪《肘后备急方》首先记载用竹片夹板固定骨折，并在世界上最早记载了下颌关节脱臼口腔内复位法，还论述了开放性损伤中早期处理创口的重要性，首创外伤性肠断裂用桑皮线缝合和采用烧灼止血法，为后代骨伤科学的发展做出了巨大贡献。北魏太医署已有骨伤专科医师——折伤医。隋代巢元方《诸病源候论》审病求因，载列证候 1720 条，是我国第一部中医病理专著，该书将骨伤科病列为专章，其中有"金疮病诸候"23 论，腕折（泛指骨折、扭伤等）证候 9 论，对创伤骨折及其并发症的病源和证候有较为深入的论述；对骨折的处理提出了很多合理的治疗方法；该书提出了清创疗法四要点：清创要早、要彻底、要正确地分层缝合、要正确包扎；在治疗开放性骨折、清除异物、结扎血管止血、分层缝合等方面的论述，都达到了很高的水平。

第二节　中医骨伤科学基础理论的形成和发展

隋唐时代，由于正处于封建社会的空前鼎盛时期，经济、文化得到了迅速的发展，中医骨伤科学也随着前人实践经验的丰富而逐渐积沙成塔。唐代蔺道人对创伤骨伤科学贡献巨大，他不仅奠定了中医骨伤科治疗骨折的基础，而且把中医学理论首次与骨折的治疗有机地结合起来。其所著的《仙授理伤续断秘方》是我国现存最早的一部骨伤科专著，分述骨折、脱位、内伤三大证型；总结了一套诊疗骨折、脱位的手法，如"相度损处、拔伸、用力收入骨、捺正"等。他提出了以手法整复为主的正确复位、夹板固定、内外用药和功能锻炼的治疗大法，以及伤损按早、中、晚三期治疗的方案，体现了整体观念、筋骨并重、动静结合、内外并治的治疗思想。本书首次记载了髋关节脱臼分前后脱臼两型，采用手牵足蹬法整复髋关节后脱位。蔺道人天才般地将"形不动则精不流"的治疗观点结合到骨折固定疗法上，创造性地把气血学说和辨证论治结合到骨折损伤的病理认识和治疗上，不愧为中医创伤骨伤科学的奠基人。此外，对骨伤科的进步有突出贡献的，尚有南齐龚庆宣的《刘涓子鬼遗方》、唐代孙思邈的《备急千金要方》《千金翼方》，以及唐代王焘的《外台秘要》等。

宋辽金元近 400 年间，是中医学各临床学科迅速成长的历史时期。宋朝太医局设立"疮肿兼折疡科"；元代太医院设"十三科"，其中包括"正骨科"和"金镞兼疮肿科"。太医院中分科之细，堪称前无古人，创伤骨伤科的建立在世界医学史上也是领先的。此期医学类书有关外科、骨伤科的记载，也较前期有了更为丰富的内容，尤以危亦林《世医得效方》中的"正骨兼金镞科"为代表，是中医骨伤科历史上的又一里程碑。危亦林所著的《世医得效方》，继承了唐代蔺道人的骨伤科经验，系统地整理了元以前的伤科成就，并有很多创新和发展，使骨折和脱位的处理原则和方法更加完善。明代太医院制度分为十三科，伤科分为接骨、金镞两科。到隆庆五年（1571 年）改名为外科和正骨科（又名正体科）。永乐年间，朱橚等编著的《普济方·折伤门》中，辑录了 15 世纪以前的正骨技术，强调手法整复的重要性，并采用超关节固定，以及抱膝圈固定治疗髌骨骨折，还提出了"粘膝不能开"和"不粘膝"的临床表现，以此来鉴别髋关节后脱位和前脱位的诊断方法。薛己所著《正体类要》指出"肢体损于外则气血伤于内，营卫有所不贯，脏腑有所不和"，充分阐明了骨伤科疾病局部与整体的辩证关系。

明清是中医骨伤科学发展的鼎盛时期，骨伤科理论和临床均有很大发展，一则名医辈出，他们不仅总结了前人的经验，而且不断提出新的理论和观点，从而形成了不同学派。明初太医院分设十三科，其中"接骨""金镞"各占一科，自此就有正骨与伤科之别。至 1644 年清朝建立，太医院设九科，其中有"疮疡科"和"正骨科"，后者又名"伤科"。二则伤科专著的大量涌现，这一时期的伤科专著大约 20 余种；1345 年，危亦林《世医得效方》出版后，明初再次刊印了蔺道人的《仙授理伤续断秘方》，并且相继有多部著作的出版和刊行，如《金疮秘传禁方》《普济方·折伤门》，及之后的《奇效良方》《跌打损伤妙方》《整体类要》《疡医准绳》和《疡科选粹》等。这些著作对骨伤科的检测方法、手法、辨证、用药、取穴、复位姿势等各个方面均提出了较为独到的见解，并对骨伤科的各种治疗方法进行了由博而约的归纳整理，深为后世所推崇，极大地促进了骨伤科的发展。清代吴谦等著《医宗金鉴·正骨心法要旨》，较为系统地总结了清代以前的骨伤科经验，对人体各个部位的骨度、损伤的治法方药记录最为详尽，理论与实践并重，图文并茂。该书创造性地提出正骨八法"摸、接、端、提、推、拿、按、摩"，并系统介绍了腰腿疼痛等疾患的手法治疗，对骨折固定方面亦有许多新的见解和方法。至此，中医骨伤科已经成为一门具有完整理论体系、丰富实践经验的独立学科。

我国幅员辽阔，不同地理、历史和传统思想，都影响着一方水土，这样便形成了许多具有鲜明特色的骨伤流派，其中最主要的即为南北流派。中医骨伤科流派按地理位置，大体分为南方流派和北方流派。一般说来，在治疗骨伤科疾病上，南方流派偏重药治，北方流派偏重手法；但是也有南方某些流派擅长手法，北方某些流派偏重药治，也有的流派两者兼长。在南方流派中，薛己学派可谓中医骨伤科学在内伤论治方面的集大成者，其主张中医内伤的八纲辨证论治，对内伤形成的病因、病机、疾病发展具有深刻认识，奠定了近代中医伤科主要理、法、方、药的基础。少林寺治伤派则是北方流派的代表，其治疗原则多见独到之处，以异远真人为代表的主张经络穴位辨证论治。不同学派之间的相互交流，促进了许多新兴学派的产生和发展。

清朝嘉庆年间，在独特的地理位置和人文环境的濡养下，诞生了平乐郭氏正骨，其汲取南北流派之精华，自成一家，具有独特的治疗特色。平乐郭氏正骨坚持中医的整体观念，不仅重视局部伤势，更注意患者的全身状态，仔细观察伤者的脉象和舌象，了解其神志和饮食情况，然后进行辨证施术和辨证用药。在继承祖传正骨医术的基础上，学术上也吸收各地骨伤科诸流派之精华，并与现代医学相结合，大大丰富和发展了平乐郭氏正骨技术，使之成为融手法整复、多种方法固定、内服外敷、筋骨并重、辨证用药、按摩活筋、功能锻炼等诊疗方法，后期康复疗法以及养骨为一体的完整理论体系。

第三节　中医骨伤流派的形成

在中医发展的历史长河中，曾涌现出众多学术流派。不同学术流派之间的交流能使其学术水平得到提高和发展。中医骨伤科流派按地理位置，大体分为南方流派和北方流派。

一、南方流派

南方流派以上海中医伤科八大家（石氏伤科、魏氏伤科、王氏伤科、陆氏伤科、闵－殷氏伤科、佟氏伤科等）、闽中林氏正骨、成都何氏伤科等为代表。

1. 石氏伤科

石氏伤科理伤的基本原则是从整体出发，以四诊八纲为辨证依据，强调病因、病位和脏腑之间的关系，提出了"气血兼顾以气为主""理伤从痰取治"的学术思想。在论治时，注重内调气血、外理筋骨，损其有余、补其不足。在给予内服和外治的同时，配合针灸推拿治疗。内治分早、中、后三期，早期以活血化瘀，消肿止痛为主；中期活血舒筋通络；后期则以益气活血，健骨壮筋药为主。手法归纳为十二字：拔、伸、捺、正、拽、搦、端、提、按、揉、摇、抖，用于整骨理筋，外敷固定。

2. 魏氏伤科

魏氏伤科认为损伤内治要有气血之分和虚实寒热之别，重视调理脾胃，认为脾胃健运，才能吸收营养，充实四肢。在内治伤骨疾患时，提出"活血化瘀，疏肝理气，壮筋续骨"的三大治疗法则，同时特别重视健脾，无论中期还是后期，都强调健脾。魏氏还十分注重运用手法和导引相结合的治疗方法，强调手法操作既要掌握常法，又应注重临证变法，随着病情的进退而变化，使之"手随心转，法随病至"。导引则是通过呼吸锻炼和肢体锻炼相结合，以起到治病和保健的作用。魏氏伤科对施术者手法基本功的要求非常高，强调"勤学苦练，持之以恒"，要做到"气、力、劲"的"三合"。

3. 王氏伤科

王氏伤科根据"肢体损于外，气血伤于内，营卫有所不贯，脏腑由之不和……审其虚实，以施补泻"的理论，强调治伤疗疾内、外两法缺一不可。在治疗局部损伤时，必须兼顾其他各部，采用外治局部，内调全身之法。王氏伤科将内治法总结为"三期十法"，用药以十三味加减组方为特点。初期以攻下逐瘀十三味加减，中期多用和营止痛十三味加减，后期以健脾养胃等十三味药物。外用手法以《仙授理伤续断秘方》中的八法为主，强调摸法与四诊相结合，按摩与正骨手法相结合，重视经穴、点面结合。王氏伤科是以武术伤科为特色的流派，非常重视练功疗法，所创编的"祛病延年二十势"功法，不仅是医生必练的基本功，也是患者强身健体的锻炼方法，既能治病，又能防病。王氏弟子庄元明在继承中华医学和武术遗产的基础上，根据自己的临床实践经验，创编了三套"练功十八法"，用于防治颈腰腿痛、四肢关节酸痛、腱鞘炎、网球肘、内脏器官功能紊乱，以及中老年慢性支气管炎、心肺功能减退。

4. 陆氏伤科

陆氏伤科擅长用银针配合疗伤，常"针到病除"，疗效显著，在中医伤科领域中颇有盛誉。

5. 闵－殷氏伤科

闵－殷氏伤科治病辨证重视整体，损伤疾病，由外及内，皮肉筋骨外伤，必然影响内部气血脏腑经络。伤科疾病与内科疾病一样，同样强调辨证论治的重要性。伤科疾病多为局部损伤，但它会影响到肝肾脾胃，治病求本，重视整体是非常重要的。伤科疾病往往是因持久工作，伤及阳气而导致，治疗当甘温补气；久病属虚，多见肝血肾经不足，临床应多用补气药。

6. 佟氏伤科

佟氏伤科以手法为主，药物为辅。十字法为佟氏家传手法，并把骨折外伤分为初、后两期进行辨证治疗。

7. 闽中林氏正骨

闽中林氏正根据"损伤专从血论""恶血必归于肝"等伤科的基本治则，归纳总结出了内治八法"下法、消法、清法、开法、和法、续法、补法、舒法"，将损伤的发展过程概括为"瘀祛、新生、损续"三个阶段。林氏擅长运用正骨手法进行骨折、脱臼的复位，使断者复续，陷者复起，碎者复完，突者复平，将手法分为"触摸、拔伸、持牵、按压、提托、推挤、摇转、捏分、反折及理筋"十法。

8. 成都何氏伤科

成都何氏伤科提出了"治骨先治肉""联合外固定"的理论。治疗上以外治为主，内治为辅，将外治法归纳为五个系统：①手法：整复、推拿、按摩、指针、点穴；②药物：外敷散剂、熏洗剂、膏剂、酒剂、丹剂、药捻；③器械：固定、牵引、器具矫形、机械按摩、机械被动运动；④物理：电、磁场、红外线；⑤导引：各种主动的运动医疗和气功医疗。

二、北方流派

北方流派以河南平乐郭氏正骨、北京刘氏正骨（刘寿山）、北京双桥罗氏正骨（罗有名）、山东刘道信、吉林刘柏龄、辽宁苏相良、天津苏氏等为代表。

1. 河南平乐郭氏正骨

平乐郭氏正骨是一个理论体系完整、诊疗经验丰富的中医骨伤科学术流派，历经220余年，盛传八代。平乐郭氏正骨第六代传人郭维淮先生系统归纳总结了"平乐郭氏正骨气血辨证"理论，以及"三原则""四方法"的学术思想。三原则即"整体辨证、筋骨并重、内外兼治"，四方法即"治伤手法、固定方法、药物疗法、功能锻炼"。第七代传人郭艳锦教授和郭艳幸教授在家传中医正骨理论的基础上，审视现代医学及人的生活、疾病变化等特点，系统总结，将平乐郭氏正骨的学术思想扩展为"七原则""六方法"。七原则即"平衡为纲、整体辨证、筋骨并重、内外兼治、动静互补、防治结合、医患合作"，六方法即"诊断方法、治伤手法、固定方法、药物疗法、功能锻炼、养骨方法"，并构建了平乐正骨"平衡理论"，即"气血共调平衡论、标本兼顾平衡论、动静互补平衡论、筋骨并重平衡论、五脏协调平衡论、形神统一平衡论、天人合一平衡论、起居有常平衡论、膳食均衡平衡论"。

2. 北京刘氏正骨

刘寿山幼年习医，19岁拜清廷上驷院桂香五的弟子文佩亭为师，中华人民共和国成立后受聘于北京中医学院。刘寿山注重中医整体观念，以四诊、八纲、三焦、六经、脏腑、经络、筋骨、气血等理论进行辨证施治。在辨证过程中，他特别注重脏腑与其所主筋骨、气血的相互关系。"七分手法三分药"是刘寿山治疗骨折脱位伤筋的主导思想。刘寿山以手法取效而闻名遐迩。

3. 北京双桥罗氏正骨

罗氏认为，不论是骨折、脱臼或软组织损伤，在确诊后，手法整复时要掌握"稳、准、轻、快""两轻一重"或"一轻一重""三定点"的治疗原则。除了传统的正骨八法外，还有拉、顶、搬、拔、蹬、捏、点压、棒拢、复贴、旋转等，复贴复位手法可始终贯穿于整个治疗手法之中，这是罗氏诊疗手法的总特点。

4. 山东刘氏正骨

刘道信为山东邹平刘氏正骨流派的代表人物。刘氏正骨流派是从明朝开始，在少林伤科的基础上发展而来的，以跌打损伤和疮疡为主要治疗范围。手法讲求刚劲猛快，按穴治伤，指功点穴，同时配合用药。尤长于上肢骨折的整复，对错骨缝有独到的辨证论治方法，对运动伤筋、舞台损伤的治疗也有很好的疗效。"手摸心会，有的放矢，灵活轻巧，对症而施"是刘氏正骨治法的主要学术思想。刘氏传统的治疗手法分捏、提、按、拨、点、颤、鼓、拿、压、挤、牵、揉、推、端、续、整等16种，可以单独使用，也可以混合使用，随症灵活加减。对于接骨，刘氏注重功能及外形，而不苛求断端的解剖对位。

5. 吉林刘氏正骨

刘柏龄认为，骨伤科手法治疗可分为两大类，一为治骨手法，一为治筋手法。关于治骨手法，他特别强调接法、端法、提法。治筋手法又可分为按法、摩法、推法、拿法。刘柏龄在古法的基础上，通过临床实践，把治骨手法归纳为拔伸、屈伸、旋转、端挤、提按、分骨、折顶、牵抖八法；把治筋手法分为推、摩、揉、按、分、理、弹、拨八法。他提出了"治肾亦即治骨"的学术思想，对"肾主骨"理论在骨伤科临床应用方面，形成了自己的独特风格。

6. 辽宁苏氏正骨

苏相良创建辽宁苏氏正骨，在长期的医疗实践中，将经验升华成为理论，初步形成了正骨四法，即"分神复位法""刚柔固定法""内外用药法""自然练功法"，疗效较好，远近闻名，逐渐成为辽宁著名流派之一。

7. 天津苏氏正骨

天津苏氏正骨擅长骨伤病的手法治疗，运用苏氏整骨经验，结合现代医学知识，与西医同道一起展开中西医结合治疗骨折的研究，强调"按骨折的规律来处理骨折"。

三、武术伤科流派

武术伤科流派系由武术流派发展而来，目前主要有"武当伤科"和"少林伤科"之分。

（一）武当伤科

以湖北李同生、四川郑怀贤、江西程定远、崂山贾立惠等为代表。

1. 湖北李氏伤科

李氏伤科为山东省曲阜李建章所创，其子李占魁迁居湖北，开设"忠厚堂骨伤科诊所"，其孙李治仁将李氏伤科传给第四代传人李同生，李同生深得祖传真谛，崇尚道家思想，精于易学，吸取武当内家功夫，形成了武当李氏正骨流派。李氏推崇道家思想，在手法上，李氏认为"工欲善其事，必先利其器"，将其归纳为"拔伸、捺正、折顶、旋转、屈伸、挤捏、摇晃、合骨、按摩"等手法。

2. 四川郑氏伤科

郑氏伤科重视由表及里，由全身到局部的"望、闻、摸、认"四诊合参法，并将"声、色、形、态"和"问、摸"结合。郑氏治伤以"救人免残、重视功能、强调治筋"为指导思想。

3. 江西程氏伤科

江西程氏伤科主张法宗自然，以吐纳、导引、内家武功养生健身，创立了"以柔克刚"的十三式太极长拳，并提出了以"外治"为主的治疗准则。

4. 崂山贾氏伤科

崂山贾氏伤科擅长点穴疗法，将点法的手势分为"一指点、三指点、五指点"。点穴的学术思想：立足整体，重视局部；分清"筋、骨"，以动为主；宁神守气，意到气到；"气""力"结合，功到自然成；治病先治人，治人先治神；不动则动，以动求动。

（二）少林伤科

少林伤科以粤海何氏伤科、广东李氏伤科、河北李氏正骨、四川杜氏正骨、成都杨氏正骨等为代表。

1. 粤海何氏伤科

粤海何氏伤科在手法上讲究"稳、准、巧"；在伤科辨证施治中，主张以"四诊""八纲"为依据，内治以"八法"为基础，着重调血气、治兼病。

2. 广东李氏伤科

在内治法上，强调因人施治，对闭合性损伤初期，主张大破，后期则主张用温补以和血；但对瘀血积于内，正虚邪实者，又提出攻补兼施；对开放性损伤，亡血甚者，治先固脱，后拟祛邪；在外治上，同样区分寒热虚实，辨证施治，与内治法相辅相成。

3. 河北李氏正骨

河北李氏正骨以治疗筋伤为专长，在治法上，首先疏通经络，调和气血治其本，然后再处理局部，"按摩导引，令其血气复也"以治其标。局部症状严重时，应采取"急则治其标"的应变措施。李氏的按摩手法特点是按照经络穴位，以"一指针、弹拨、牵引"为主。

4. 四川杜氏正骨

杜氏治伤功深精微，用药不杂，外用仅活血散，内服红（内伤丸）、黑（活络丸）两丸，以三方而治百伤。按摩手法的运用，乃其精微之功夫，其手法有"分筋理筋""弹筋拨络""摇摆升降""一指点压"。

5. 成都杨氏正骨

杨氏在治疗手法中擅长理筋，在临证时强调辨位施法，因人而异，独创了"八字分拍法""近节牵抖法""四指拨络法"等。

第二章　平乐郭氏正骨的渊源

平乐郭氏正骨起源于清乾隆及嘉庆年间，至今已有 220 余年历史。据《郭氏家谱·平乐正骨发展简史》载："平乐正骨的创始人系吾门（文范祖门）十七代祥泰公，字致和，人称老八先，清乾隆嘉庆年间人。"书中所载郭祥泰为平乐郭氏正骨流派的创始人，该流派的创立与郭祥泰的潜心学习和努力钻研密不可分，与其当时所处的社会人文环境亦有紧密联系。

第一节　河洛文化的熏染

平乐郭氏正骨源于河南省洛阳市孟津县平乐村，作为千年帝都洛阳下辖的孟津，也和洛阳一样，有着悠久的历史和灿烂的文化。中华民族的人文始祖伏羲氏、炎帝、黄帝、颛顼、帝喾、尧、舜、禹等，曾经在这片土地留下了太多的活动足迹，创造了东方辉煌的远古文明。被誉为华夏文明源头的"河图洛书"，就是出自这块土地最负盛名的经典。以洛阳为中心的河洛地区，是华夏文明的摇篮，也是华夏文明繁荣的中心地区。十三个王朝在此建都，形成了我国古代历史上久负盛名的京都文化、王畿文化。影响中华民族历史文明进程的五大学说，都形成于以洛阳为中心的河洛地区。

关于河洛文化，"河"指黄河，"洛"指洛水，河洛地区包括黄河中游和洛水流域的广大地区，包括以洛阳盆地为中心，西至潼关、华阴，东至荥阳、开封，南至汝颖，北跨黄河至晋南、济源一带。当今华人的 120 个大姓中，全部或部分源于河洛文化圈的有 97 个，占 80% 以上；而 97 个姓氏中的大部分又源于河洛地区，无论是河洛人还是客家人。可以说，河洛地区是华夏文化的发源地及其形成发展的核心地区。在思想上，形成了儒家、道家、佛学、玄学、理学五大学说学派，这些思想学说对形成和决定中华民族、中国人的思想、信仰和品格；对中国人的社会、文化生活都产生了关键性的影响。从某种意义上，甚至可以说，它决定了中国历史的走向，奠定了中华文化的初基。

河洛文化根基悠久，内涵极为丰富。它就像一棵参天大树，深植于河洛地区的文明土壤，分支众多，生长得枝叶茂盛。

　　在河洛文化的众多分支中，中医药文化是重要的组成部分，河洛地区作为中医药学文化的主要发祥地，在中医药学发展史上占有极其重要的地位。历代名医辈出，如东汉末年著名医学家张仲景，南朝梁大同年间甄权、甄立言兄弟，隋唐时期的崔知悌、张文仲等，均为河洛地区颇负盛名的医家，他们医术精湛，著述颇丰，极大地推动了中医药文化的进步。甄权一生著述颇多，针灸术造诣尤深，绘有《明堂人形图》一卷；撰有《针经钞》三卷，《针方》《脉诀赋》各一卷，《药性论》四卷；其弟甄立言医术娴熟，精通本草，善治寄生虫病，著有《本草音义》七卷，《本草药性》三卷，《本草集录》二卷，《古今录验方》五十卷。据《旧唐书·方伎传》载："自则天、中宗以后，诸医咸推文仲（李虔纵、韦慈藏）等三人为首。"

　　200多年来，平乐郭氏正骨秉承河洛文化之琼浆，取北邙百草之精华，上承医圣张仲景之学术思想，中继少林佛家伤科之要术，沧海桑田，杏林春雨，终成平乐郭氏正骨之基业，绵延数百年，享誉海内外。

第二节　平乐村地域优势与多元文化的熏陶

　　平乐村位于洛阳东郊的孟津县平乐镇，北靠巍巍邙山，东临千年古刹白马寺，南望蜿蜒洛河，西接洛阳市区，实乃一处美丽富饶的风水宝地。平乐，自古就是藏龙卧虎之地，素有"一半帝都在平乐"之说。距离平乐古镇南2公里，就是枣园古渡口，当时水路发达，平乐村地处交通要道，太行山、秦岭诸脉盛产的中药材在这里集散。平乐村附近道观、寺庙较多，南来北往的僧人、道人络绎不绝，且有不少人精于医道，这为当地人学习吸收他人医术精华提供了便利条件。洛阳地处中原，土地平旷，人们多以车马代步，在行驶的过程中，难免有坠落之祸；中原气候偏寒，朔风裹雪，动辄千里冰封，行李往来之人每易跌仆、坠落，轻则伤筋，重可动骨。洛阳四周山川纵横，西依秦岭，出函谷是关中秦川，东临嵩岳，北靠太行，且有黄河之险，南望伏牛，有宛叶之饶，所以"河山拱戴，形势甲于天下"，自古为兵家必争之地，俗云"得中原者得天下"。因此，这里历代战火不断，兵祸不绝，黎民百姓亦不免遭受荼毒，特别是清嘉庆年后，各地农民起义不断，筋骨折损及金刃之伤的患者尤多。

　　《黄帝内经》有云："中央者，其地平以湿，天地所以生万物也众。其民食杂而不劳，故其病多痿厥寒热，其治宜导引按跷，故导引按跷者，亦从中央出也。"中国古称九州，据《书·禹贡》记载，豫州地因在九州之中而得名。古豫州被视为九州之中，故称此地为中原，指今河南省一带。意为河洛地区地处国之中央，地势平坦，气候滋润。世间万物由此得生，万物会聚，故此地居民食用的物种繁杂。四方来归，故其民不劳，不劳则四肢不强，故其病多痿厥。痿厥，痿痹厥逆也，即因外感或内伤，使精血受损，肌肉筋脉失养，以致肢体弛缓、软弱无力，甚至日久不用，引起肌肉萎缩或瘫痪的一种病证。食杂则阴阳乖错（错乱之意），故其病多寒热。其治宜导引，以和阴阳。按跻以和四肢，是导引按跻之治，始于中央，故导引按跻者，亦从中央出也。导引按跻即练功疗法，是中医骨伤科四大疗法之一，它贯彻了骨折愈后"动静结合"的治疗原则，历史悠久，行之有效。洛阳地区独特的地理环境使得当地人更易患痿痹厥逆一类的病证，人们通过导引按跻的方法来治疗疾病，这也促进了导引按跻的发展，洛阳也因此成为中医推拿按摩的发源地。独特的地理环境和历史背景，为平乐郭氏正骨传人提供了不断实践、完善、提高的平台，造就了中医学宝库中一颗闪闪发光的宝珠，璀璨夺目。

与此同时，洛阳地区还是中国古文化荟萃与碰撞的核心地区。洛阳是中国道教的发源地和中国佛教的"祖庭"与"释源"。中国早期宗教对中医骨伤学的特殊贡献，决定了洛阳与中医骨伤学的诞生和发展有着密切的关系。洛阳自古即是中国的文化中心和政治中心，儒教、道教、佛教在这里都有着深厚的根基，其浓厚的儒、道、佛教文化氛围，从不同角度和层面影响着人们对世界事物的观察和认识，对长居于此的平乐郭氏一族也起着潜移默化的作用，频繁的文化交流活动和丰富的文化底蕴，为平乐郭氏正骨的产生和发展提供了优厚的背景。东汉明帝时期，社会进入盛世，永平五年，明帝在都城洛阳上西门外建造一座观礼台，命名为"平乐观"，在台下筑一座招待外宾的馆舍，称"平乐馆"，"平乐"之名由此而出。诗仙李白《将进酒》"陈王昔时宴平乐，斗酒十千恣欢谑"中的"宴平乐"即为平乐观，可见当时洛阳之地英才群集，一片繁华昌盛之景。建安七子之一的曹植在《名都篇》中描写洛阳饮宴时说："归来宴平乐，美酒斗十千。"

汉灵帝时，在平乐观下增筑两个大坛，建成后，平乐观气势雄伟，成为东汉神圣庄严的标志。东汉末年，洛阳战火纷争，平乐观几经焚毁重建。北魏分裂后，洛阳成为战争的焦点，无数次的战火将繁华的帝都洛阳和平乐观夷为平地。直至隋朝统一后，隋炀帝在古城以西新建洛阳城，经过唐朝的复建，洛阳成为国际性的大都会。平乐观的旧址上，出现了村庄——平乐村，平乐村地处隋唐洛阳城东北27里的交通要道，随着帝都洛阳的繁荣而商贸云集，成为京郊的一大名镇。永平七年，汉明帝遣使西行以引进西方的佛教，为纪念"白马驮经"这一历史事件，明帝大兴土木新建白马寺。从此，白马寺成为全国的佛教中心，被誉为中国佛教的"祖庭"与"释源"。至此，洛阳城东出现了两大圣地——平乐观与白马寺。白马寺作为中国佛教的"祖庭"与"释源"，四周环绕的寺院不胜枚举，形成了以白马寺为中心的1367座寺院群落，每年宝殿开光季节，天下僧人络绎不绝。

493年，北魏孝文帝迁都洛阳，笃信佛教的孝文帝在迁都的同时，没有忘记把佛教的发展中心也转移到洛阳来，他组织修建僧庙、寺院。在此前后，还在洛阳以南的龙门伊水两岸，依山开窟造像，自此，一个神奇大型石窟群——龙门石窟开始创建。龙门石窟地处中原，是外来佛教艺术植根于中华民族的传统艺术土壤之中的丰硕成果，龙门石窟在我国石窟艺术中有自己特殊的历史地位。

明清时期，封建君主专制制度登峰造极，而儒学是封建社会的精神支柱，在封建君主大力支持和宣扬下，儒学的地位空前提高，成为明清 500 多年封建社会的正统思想，在中国古代文化中的处于核心地位，对医学发展有着特别重要的影响。儒家思想具有极其丰富的内涵，其核心思想是"仁"，济世利天下为其最高理想，忠孝为其最高道德规范。医学作为除疾患、利世人、行孝悌的手段，与儒家的伦理道德观是一致的，因而被儒家称为"仁术"。当时社会上主张"不为良相，便为良医"，这种伦理观促使明清大量儒士在攻读"性理大全"的同时，学习《素问》《灵枢》，从事医学研究，甚至有些人最后终身从医，故称为"儒医"。儒家所追求的"孝道"也是无数文人雅士从事医学研究的重要因素，孙思邈有云："君亲有疾，不能疗之者，非忠孝也。"在中国封建社会的政治制度下，不少知识分子因政治上不能施展才华，便把目光转移到了与早年诵读的四书五经关系极为密切的医学上，他们从事医学研究，把收徒讲学、著书立说，以及为人类解除肉体上的痛苦，看作是唯一的出路和理想归宿。

直至唐高宗李治时期，其追尊道家创始人老子为玄元皇帝，道家地位由此骤然提升，后经宋徽宗及明嘉靖皇帝再次提高，洛阳地区新建许多道教建筑，仅平乐村附近就有两所。一所是位于洛阳市老城东大街东段的玉虚观，创建于金大定十年（1170），明洪武十五年（1382）朝廷颁旨在观中设道教管理机构，玉虚观香火极旺，每年农历三月十五、六月十五、九月十五有庙会，有近万人赶庙会。另一所是位于洛阳北 2 公里邙山之上的吕祖庙，创建于清乾隆年间，是为了纪念道教全真派"北五祖"之一的吕洞宾而兴建，香火旺盛，绵延至今。洛阳城周围方圆百里之内，道观佛寺众多，每年宝殿开光季节，天下僧人接踵而至，热闹非凡。平乐村邻近洛阳远郊的少林寺，少林寺乃武术发源地，寺僧一以习武，一以自伤自救，久而久之，积累了丰富的治疗骨伤的经验，形成了以经络气血传输为理论基础，以经络、穴道、脏腑、部位为辨伤依据的少林伤科。平乐村地处交通要道，来往僧人道士之中不乏精于医道者，平乐村民间医生常与之切磋，交流正骨医术，因而有了平乐郭氏正骨受业于同祖道人益元君之传说，又有得传于路经平乐村的武林高僧之传说。

由于平乐村地处交通要道，太行山、秦岭一带盛产的中药材都在此处集散，四方青衣道士经常来此购药。尽管信仰不同，但中国宗教强身健体之技与中医正骨功能锻炼有着不可分离的关系，道士与僧人成为交流传播正骨医术的载体，平乐村遂成为正骨医术交流的民间场所，对正骨医术的发展起到了积极的推动作用。清代乾隆及嘉庆年间，平乐郭氏正骨的创始人郭祥泰，正是生活于这样一种社会思想和价值取向的氛围中。郭氏一门世代习儒，深受儒家思想文化熏陶，其先世郭步溪于清代早期成名于诗文书画，仰慕拜师者甚众，其子郭伯丰弱冠入序，后始习医书，深究医理，为乡邻爱戴并授徒传子，是平乐郭氏正骨法之创始者。其后，平乐郭氏正骨传人郭贯田、郭聘三等，无不以"仁""孝"为道德之准绳，承训"医者乃患者之孝子"，怀救世济人之心，解时人战乱伤残众多之厄，精研正骨之术，集伤科各家之长，结合临证经验，创立了独特的平乐郭氏正骨医术，为后世平乐郭氏正骨的发展奠定了坚实的基础，为世人所敬重。

第三节　平乐郭氏正骨的起源

平乐郭氏正骨是我国骨伤科的一支重要流派，世代相传，不断深邃恢宏，"上以疗君亲之疾，下以救贫贱之厄"，济世救民，疗伤活人无数。素以疗法独特、效果卓著、为医清廉而饮誉华夏。

关于平乐郭氏正骨的起源，曾有诸多传说，其中流传最多是继承于明末薛衣道人祝尧民。祝尧民在历史上确有其人，《虞初新志》和《洛阳县志》上均有记载。据《洛阳县志》载"或有断胫折臂者，延治无不效，时人比之华佗"，其经过平乐村时，郭氏待之甚厚，遂传秘术以报答。郭耀堂《秘授正骨心法序》载："盖世人竞谈正骨之善，莫过于平乐；而妙术之流传，则自身曾祖典公始。公讳尧民，道号完祀，名医传载之甚详。性慈善幻且清净无为，人幻之妙谛。时与仙人游，侍者饥，曾现拔茅煮食之异术。归述其事，相验无讹。嗣游蜀自峨眉山，道经终南；夜宿落雁峰，距天尺区。梦与群仙遇，相谈既久；唯与陈希夷言记忆最真；手出残书半卷，捡集成册。内详展筋接骨剥骨破腹洗肠之术甚详。沿习及身，世传四辈。虽身村业此者甚不乏人，要皆以身曾祖为起点。奇方手术，家传无替。屡次试之，百发百中。诚正骨者之益针，有人死复生之妙；不啻回天再造之功。以问于世，切宜珍宝，慎勿视为泛泛甚矣。是为序。"然祝尧民系明末清初人，与郭祥泰不是同一时代的人，郭祥泰不可能直接继承祝尧民之衣钵，只能说祝尧民曾传医术于郭祥泰之前的郭氏先祖。《郭氏家谱》记载，郭氏家族在十六世以前就有行医之人，其九代祖文思祖门十六世郭逢春，即"多枝（技）能，尤精医道奇述（术）妙方，遇病即痊，人皆莫测其巧"，而且行医者非止一人，"公堂兄弟八人，故世（有）八神仙之称"。从此可以看出，其十六世不仅有多人行医，至少有八人医术比较精湛，在社会上颇有影响，所以世称"八神仙"。其十六世郭逢春之子郭守志，"精于岐黄，承父遗风，亦精于正骨外科之术"；其侄郭守业"好医术，亦精于外科"。郭祥泰有条件从长辈那里学习和继承骨伤外科经验，经其不断发扬，在社会上产生了广泛影响。

其次为同族益元君传术说。据郭春园《平乐郭氏正骨法》中《郭氏家训》载："同祖益元君孟人，与先生交好，益元君中年离家访道，多年未归，适逢其郡居遭受灾荒，得先人周济其全家渡过灾年。后益元君来向先人道谢，而因先人外出未能与之相见。

此后先人贩丝至鲁，和益元君巧遇，谈起益元君已习练正骨，以八法为之则，以诸正科为之术，君口述先人以笔录之。回来传教后人，先以施药，后来行医，正骨八法相传吾家，当郭氏正骨术名传以后，我家之堂名定为'益元堂'，即后人纪念益元君传术之意。而家人及村邻有不详益元君之名，尽知为游方道士所传。"

平乐郭氏正骨历史上曾出现过两个堂名，一则人和堂，系郭树楷所创；二则益元堂，系郭树信所创。据《郭氏家谱》记载，郭树信系人和堂账房先生，郭祥泰晚年将正骨医术传给郭树信。郭树信所写《郭氏家训》载"堂名定为'益元堂'，即后人纪念益元君传术之意"。郭树信在跟随郭祥泰学习正骨术以后，除掌握了《医宗金鉴·正骨心法要旨》，又得到同族道人益元君所传的"益元正骨八法"。

其三是得传于心意六合拳祖师，根据颜紫元写的《马学礼师承之谜》和《心意拳游学记》，文中交代他曾采访过洛阳心意拳一代宗师马宏宪。马宏宪告诉他："心意六合拳一代宗师马学礼曾是个放羊娃，13岁放羊时，在十方院得一隐士传授心意拳，前后共7年。后来，隐士还要将正骨术秘方传给他，但每次传授时都有人来打扰，前后共3次，传授不成。于是隐士认定这是天意，不让他将正骨术传授给马学礼，隐士便带着正骨秘方往东边走去，途经白马寺附近的平乐村，见一郭姓少年正在窗前苦读，于是隐士留住郭家，将正骨术传于郭姓少年。"

其四是得传于路经平乐村的武林高僧。一位擅长骨伤的武林高僧，北上途经平乐村，贫病交加，困厄于平乐，郭祥泰遇之，好心收留，百般照顾，悉心疗疾，病愈告别时，传授正骨医术和医书以作报答。郭祥泰潜心学习，得正骨医术，经长期反复实践，遂成远近闻名的正骨名医。

平乐郭氏正骨法之形成，实乃郭氏祖辈之人研习医书，得之道理，总结心得，施术于患者，又得名医传授，乃成为正骨世家，弘扬成派，以至于今。

平乐郭氏正骨的形成，也与郭氏家族历代传承的"讲究道德，注重修养"的家风有关。郭氏家族第18代族人多宝公曾建一牌坊，正面上书"簪缨继世"，背面写有"诗礼传家"，体现出了平乐郭氏家族以儒家经典及其道德规范自我约束，世代相传的优良家风。儒家追求"物格而后知至，知至而后意诚，意诚而后心正，心正而后身修，身修而后家齐，家齐而后国治，国治而后天下平"，即修身、齐家、治国、平天下的几个境界。至郭祥泰开创平乐郭氏正骨，郭氏家族也秉承着"不为良相，便为良医"的大医精神，不断开拓创新，提升自我，谱写了泽被后世、光耀五洲的正骨传奇！

第三章 平乐郭氏正骨的萌芽时期

第一节 平乐郭氏正骨的早期实践活动

一、清代至民国时期的平乐郭氏正骨

平乐郭氏正骨发源于河南省洛阳孟津县平乐村，郭氏世居平乐村，《洛阳县志》第十二册记载："聘三字礼尹，祖籍平乐，世以接筋骼著，自其大父敦甫或异授，父寸耕踵方术……"另据《龙咀山馆文集·卷九》记载："郭礼尹墓道碑中记载，洛阳东二十里平乐园，郭氏世以专门攻接骨，医名天下，其在清末民国间者，为礼尹先生聘三，其法于明堂图，人之骨骼筋骸，支节要会莫不审察，抚摸而不差纤毫，疮疽不仁、跌压撞摔、轧辗损伤、折断筋绝而骨碎者，天寒暑风雨霜雪，门若市。""间有仪物享之，未尝不裁酌以义守，若金钱则却之，无吝色。"

平乐郭氏正骨自郭祥泰创立以来，遵从祖训：上不分王公贵胄，下不论流民乞丐，只要上门求医，一概敞开接纳。他们凭借精湛的医术和高尚的医德，闻名乡里，获得了当地百姓的普遍认可和尊重（图3-1）。

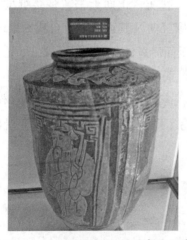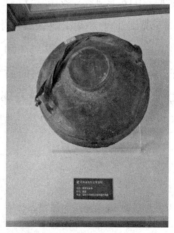

图3-1 平乐郭氏正骨早期使用的药酒缸

　　平乐郭氏正骨根据县志、墓道碑等文字记载，先祖郭祥泰获异授，行医乡里，闻名遐迩，并将其术传与其子郭树楷和其侄郭树信。郭树楷传其子郭永号（鸣岗），郭永号又传其子郭旭堂与郭义范，形成南院——"人和堂"；郭树信传其子郭贯田，郭贯田传其子郭聘三、郭健三；郭聘三又传其子郭景星（灿若），传其侄郭景轩、郭景旭、郭景象，郭健三传其子郭景绍（春园），形成北院——"益元堂"，当时被群众颂为"南星""北斗"。

　　郭树楷、郭树信在世之时，正处于中国社会大动荡的年代。1840年，中英爆发第一次鸦片战争；1851年，太平天国起义，这一时期官兵伤残患者大增，中国缺医少药，正骨大夫则更加稀少，平乐郭氏正骨早已远近闻名，所以无论是北院还是南院，都是门庭若市。郭树信正骨技术精湛，为多名官吏治愈了骨伤疾病，清政府还因此赏赐了郭树信一个从九品官职。他将毕生医术尽数写入《郭氏家训》，传给长子郭贯田，为平乐郭氏正骨的传承奠定了基础。郭树楷因膝下无子，晚年将郭鸣岗过继为子，传授其正骨医术。如果说精湛的医术是平乐郭氏正骨的"根"，那么高尚的医德就是平乐郭氏正骨的"魂"。平乐郭氏正骨自诞生之初，正是在这两大法宝的护航下，闻名乡里，获得了百姓、社会的普遍认可和尊重。这一"魂"一"根"，不仅是平乐郭氏正骨诞生之初的守护神，更是它独善其身，经历两个世纪风雨而愈加璀璨、愈益昂扬的支柱。

　　郭树信之子郭贯田更是深得平乐郭氏正骨之精髓，是一位德艺双馨的正骨名家。一日，河南知府文悌遣人来请为其子诊治，经过郭贯田的精心治疗，其子恢复甚快，后文悌让家人封了2000两纹银作为酬谢，郭贯田说什么都不接受。后来郭贯田寿辰，文悌让其子送来贺银2000两，郭贯田将其全部买成粮食，在洛阳广设粥篷，赈济灾民。光绪二十六年（1900），八国联军入侵北京，慈禧太后和光绪皇帝向西逃遁，在归来回京途中，某贝勒骑马受伤，郭贯田医愈之，贝勒劝其为官，不应。文悌以其义行闻于慈禧太后，慈禧太后以赐"好好好"匾予以褒奖。据后人记载，匾文实为"太医院乙人"，这里"乙"是"一"的通假字，把"一"写作"乙"，是为了防止他人篡改。此后，宫内又多次请郭贯田前往为宫人诊疗疾病，由于效果好，慈禧赏赐给郭贯田五品黄马褂。郭贯田除继承家传医术外，还深研医理，总结经验，结合临床心得，编写出了《正骨手法略要》，创立了独特的平乐郭氏正骨医术，为平乐郭氏正骨的发展奠定了坚实的基础。方圆百里的百姓为其父子悬匾数块，内容为"和风膏雨""质直好义""洁古家风""和暖遗风"等语，对其医德医术倍加赞颂弘扬。同为平乐郭氏正骨医术第三代传人的郭鸣岗，生前将《秘授正骨心法》手抄本秘授给第四代继承人郭耀堂，为平乐郭氏正骨的传承与发展做出了不可磨灭的贡献。

　　平乐郭氏正骨历代传人高风亮节，以救死扶伤为己任，无论形势如何变化，始终恪守"医乃仁术"的理念，精医术、修医德，用几代人的汗水铸造了"平乐郭氏正骨"的金字招牌。

二、平乐郭氏正骨传承谱系

1. 族内传承脉络（表 3–1）

表 3–1　族内传承脉络

代别	姓名	性别	出生年月	传承方式	居住地	传承族系	备注
第一代	郭祥泰	男	乾隆及嘉庆年间	师传	平乐村	创始人	
第二代	郭树楷	男	不详	子承	平乐村	郭祥泰之子	
第二代	郭树信（字敦甫）	男	1820—1889	师传	平乐村	郭祥泰之侄	
第三代	郭鸣岗	男	不详	子承	平乐村	郭树楷继子	
第三代	郭贯田（字寸耕）	男	不详	子承	平乐村	郭树信长子	
第四代	郭登三	男	不详	子承	平乐村	郭贯田长子	
第四代	郭聘三（字礼尹）	男	1865—1929	子承	平乐村	郭贯田次子	
第四代	郭健三（字立堂）	男	不详	子承	平乐村	郭贯田三子	
第四代	郭九三（又名寅三）	男	不详	子承	平乐村	郭贯田四子	
第四代	郭金锡（字耀堂，号化番）	男	不详	侄承	平乐村	郭鸣岗之侄	
第四代	郭金成（字义番）	男	不详	侄承	平乐、开封	郭鸣岗之侄	
第五代	郭景轩（字式南）	男	不详	子承	平乐村	郭登三长子	
第五代	郭景星（字灿若）	男	1895—1950	子承	平乐村	郭聘三之子	
第五代	高云峰	女	1906—1976	师传	平乐村	郭灿若之妻	洛阳专区正骨医院（即河南省洛阳正骨医院）创始人

续表

代别	姓名	性别	出生年月	传承方式	居住地	传承族系	备注
第五代	郭景韶 （字春园）	男	1923— 2005	子承	郑州、 深圳	郭健三次子	深圳平乐骨伤 医院创始人
第五代	郭景耀	男	不详	子承		郭九三第 三子	
第五代	郭景象	男	不详	子承		郭九三四子	
第六代	郭耀先 （字均甫）	男	1901— 1977	师传	甘肃兰州	郭耀堂徒弟	甘肃省中医院 骨伤科筹建人
第六代	郭维淮	男	1929— 2016	子承	洛阳	郭灿若长子	国家级非物质 文化遗产"中 医正骨疗法" 代表性传承人
第六代	谢雅静	女	1930— 2005	师传	洛阳	郭维淮之妻	
第六代	郭秋芬	女	不详	子承	三门峡	郭灿若之女	
第六代	郭维都	男	不详	子承	郑州	郭春园长子	
第六代	郭维育	男	不详	子承	深圳	郭春园次子	
第六代	郭维黾 （字勉则）	男	不详	子承	武汉	郭景轩之子	
第六代	郭维纯 （字宗正）	男	1913— 2011	师承	洛阳	郭景仰长子	
第六代	郭继绪	男	不详	子承	西安	郭景耀次子	
第六代	郭维新	男	不详	师承	三门峡	郭景茂之子	
第七代	郭宪章	男	1933—	子承	兰州	郭均甫长子	兰州中医骨科 医院院长
第七代	郭允章	男	1944—	子承	深圳	郭均甫次子	
第七代	郭汉章	男	1916—	侄承	西安、 大同	郭均甫之侄	大同医院主任 医师
第七代	郭焕章	男	1927—	侄承	青海西宁	郭均甫之侄	青海省中医院 骨伤科主任 医师

续表

代别	姓名	性别	出生年月	传承方式	居住地	传承族系	备注
第七代	郭艳丝	女	1948—1994	子承	洛阳	郭维淮长女	第一批全国名老中医药专家郭维淮学术经验继承人
第七代	郭艳锦	女	1949—	子承	洛阳	郭维淮次女	国家非物质文化遗产项目代表性传承人
第七代	郭艳幸	女	1959—	子承	洛阳	郭维淮六女	国家非物质文化遗产项目代表性传承人、河南省非物质文化遗产代表性省级传承人
第七代	赵庆安	男	1958—	子承	洛阳	郭维淮之婿	河南省洛阳正骨医院脊柱损伤中心名誉主任
第八代	郭珈宜	女	1970—	子承	洛阳	郭艳丝长女	洛阳市非物质文化遗产代表性省级传承人
第八代	郭马珑	女	1976—	子承	洛阳	郭艳锦次女	河南省洛阳正骨医院骨关节病科副主任
第八代	崔宏勋	男	1973—	子承	洛阳	郭艳锦之婿	河南省洛阳正骨医院脊柱损伤三科主任

2. 平乐正骨族外传承谱系

（1）族外传承（表3-2）

表3-2　族外传承

姓名	性别	出生年月	居住地	传承族系	备注
王新政	男	1933—	洛阳	高云峰徒弟	高云峰首批异姓弟子享受国务院政府特殊津贴专家

续表

姓名	性别	出生年月	居住地	传承族系	备注
张正运	男	1936—	洛阳	高云峰徒弟	高云峰首批异姓弟子平乐郭氏正骨首批异姓弟子
张梦环	女	1943—	洛阳	郭维淮徒弟	第一批全国名老中医药专家郭维淮学术经验继承人

（2）教育传承（表3–3）

表3–3　教育传承

班次	名徒略举	备注
专一	闻善乐	洛阳正骨医院主任医师 对中医药事业发展做出突出贡献的名老中医 第二批全国老中医药专家经验继承工作指导老师
本一	李金明	洛阳正骨医院主任医师国务院政府特殊津贴专家 第二批全国老中医药专家经验继承工作指导老师
专二甲	张禄初	湖南中医药大学第二附属医院主任医师
	杜庚儒	内蒙古自治区中蒙医院主任医师
	张智铨	贵州中医药大学第二附属医院主任医师
	陈昌耀	广东揭阳县人民医院主任医师
	吴勇	江西省赣州市中医院主任医师
	王清云	青海省中医院主任医师
	李月副	陕西省延安市区人民医院主任医师
	白璞	宁夏回族自治区吴忠市中医院主任医师
	李正元	吉林省长春市南关区医院主任医师
	李贵	黑龙江中医药大学附属医院主任医师
	王绍华	辽宁省庄河县人民医院主任医师
	张国祥	河北省唐山市第二人民医院主任医师
	张贵星	湖北中医药大学附属医院主任医师
	方正修	江苏省苏州市中医院主任医师
专二乙	吕风祥	浙江中医药大学主任医师
本二甲	韦贵康	广西中医药大学、国医大师、主任医师
	吴乃凤	云南中医药大学附院主任医师

班次	名徒略举	备注
本二甲	陶有略	安徽中医药大学主任医师
	毛天东	洛阳正骨医院主任医师 第三批全国名老中医药专家学术经验继承指导老师
本二乙	许根朝	北京中医医院主任医师
	王继先	新疆自治区中医院主任医师
	祝波	上海第二医学院附属瑞金医院主任医师
	赵永福	郑州市骨科医院主任医师
	李广书	广州中医药大学院附属医院主任医师
	张传礼	洛阳正骨医院主任医师国务院政府特殊津贴专家
	孟宪杰	洛阳正骨医院主任医师国务院政府特殊津贴专家， 第二批全国老中医药专家经验继承工作指导老师
	张天健	洛阳正骨医院主任医师 第三批全国名老中医药专家学术经验继承指导老师
	段庚辰	洛阳正骨医院主任医师
本三	孟照祥	杭州市第一人民医院主任医师

1958 年平乐郭氏正骨第五代传人高云峰创办我国第一所中医骨伤科学院——河南省平乐正骨学院，当年 10 月至 1961 年 7 月先后招收专科 3 个班，本科 4 个班，共 245 名学生。其中，1958 年 10 月招收专一班 49 名；1959 年 9 月招收本一班 36 名；1960 年 5 月招收专二乙班 27 名；1960 年 8 月招收专二甲班 25 名、本二甲班 26 名、本二乙班 40 名；1960 年 10 月招收本三班 32 名。1963 年 8 月，因自然灾害，学院停办，上级授命洛阳正骨医院承担培养教育任务，1964 ～ 2002 年举办了不同类型的学徒班、医士班、护士班、成人骨伤大专班等。自 1958 年 9 月河南省平乐正骨学院（白马寺西侧）建立以来，不仅开创了骨伤科规范化、科学化教学的新纪元，培养学子无数，又把平乐郭氏正骨的种子播撒到全国各地，传播到东南亚、欧洲、澳洲等地。河南省平乐正骨学院被誉为中医骨伤界的"黄埔军校"。

第二节　平乐郭氏正骨早期诊疗技术的形成

正确诊断是治疗的基础，正确的诊断源于专业全面的临床检查。平乐郭氏正骨在长期的医疗实践中，遵循"继承不泥古，发扬不离宗"的精神，既秉承祖训，又不断在诊疗手法和用药配方上总结创新，使平乐郭氏正骨的理论日趋丰富成熟，由民间医术上升为独特的学科体系，总结建立了平乐郭氏正骨的独特理论和诊疗方法，它采用传统的医疗技术，体现了精湛的技艺，有着鲜明的民族和地域特色，具有独特的历史、文化和科学价值。

明清时期是中医骨伤科学的兴盛时期，在总结前代成就的基础上，中医骨伤科理论得到不断充实、提高，正骨手法和固定方法都有了较大的提高和发展。危亦林《世医得效方》的出版，蔺道人《仙授理伤续断秘方》的再次刊印，都促进了正骨技术的发展。前清时期《医宗金鉴》《中医接骨图说》《伤科汇纂》《伤科补要》《救伤秘旨》等总结勾勒了中医古代骨伤科的全貌。1742年，吴谦等编写的《医宗金鉴·正骨心法要旨》，系统总结了清朝以前的正骨经验，提出正骨八法"摸、接、端、提、推、拿、按、摩"，强调手法诊断及治疗的重要性；在固定方面，主张"因身体上下正侧之象，制器以正之，用辅助手法之所不逮，以冀分者复合欹者复正，高者就其平，陷者升其位"，并改进了多种固定器具。同一时期，沈金鳌《沈氏尊生书·杂病源流犀烛》对骨伤的病因病机、辨证论治皆有阐述；胡廷光《伤科汇纂》收集大量骨伤科文献，并结合自己临床经验加以整理；赵廷海《救伤秘旨》收录少林学派的治伤经验；钱秀昌《伤科补要》详细地论述了骨折、脱位的诊治方法；王清任《医林改错》尤善活血化瘀治伤。这些都为后世平乐郭氏正骨学术流派的兴起奠定了坚实的基础。清朝中期，社会承平日久，散佚民间的正骨医术、制药秘方进入寻常百姓家。

1742年，清《医宗金鉴》的出版，对平乐郭氏正骨部分医疗技术产生了巨大影响（图3-2）。

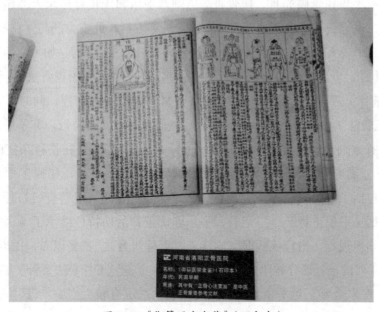

图3-2　《御纂医宗金鉴》（石印本）

根据平乐郭氏正骨原始文献资料《正骨手法要略》及《秘授正骨心法》考证，《秘授正骨心法》乃郭鸣岗先生秘授其侄郭耀堂撰述得成，全书共四卷，前三卷除包括《医宗金鉴·正骨心法要旨》全部内容外，尚有定生死脉诀、方法大旨等小歌诀；第四卷为经验诸方，包括展筋丹、接骨丹在内的内服外用方药 56 首，内容包括药物组成、剂量、用法及心得。《秘授正骨心法》是郭树楷之继子郭鸣岗口述，系郭祥泰嫡传之书籍，接近于平乐郭氏正骨原始技术原貌。平乐郭氏正骨第五代传人郭春园著《平乐郭氏正骨法》中记载有平乐正骨八法（辨症法、定槎法、压棉法、缚理法等）原始理论资料则系第三代传人郭贯田著《正骨手法要略》所载，其内容独树一帜，近代其他书中未见相关记载。

从上述平乐郭氏正骨传承及文献看，嫡系书籍乃一脉相承，其对平乐郭氏正骨的原始技术推测有较大意义。《秘授正骨心法》中记载的正骨八法即为"摸、接、端、提、按、摩、推、拿"，与《医宗金鉴·正骨心法要旨》中的正骨八法完全相同，而《正骨手法略要》中平乐郭氏正骨八法（辨症法、定槎法、压棉法、缚理法、摔置法、砌砖法、托拿法、推按法）则是郭贯田将祖传之正骨八法，结合行医心得撰写形成，治伤特色有所差异。

从历代传承可以看出，以郭均甫、郭汉章、郭宪章为代表的平乐郭氏正骨西北支流技术，师承郭鸣岗之侄郭耀堂，系为嫡传，从郭焕章所著《伤科一百方》、郭汉章所著《实用正骨学》与郭鸣岗《秘授正骨心法》内容对比来看，许多治伤手法及方药均为相同或类同。《实用正骨学》所载正骨手法包括了摸法、揉研法、端法、捺法、捏法、提法、接法、推拿法、按摩法、活运法、牵引法、旋转法、固定法，书中药物疗法中亦记载有平乐正骨展筋丹、接骨丹等方剂。平乐郭氏正骨传承人郭焕章著《伤科一百方》中，也记载有平乐正骨展筋丹、接骨丹等方剂，此支方药与《秘授正骨心法》一脉相承，其中较大部分方药出自《医宗金鉴·正骨心法要旨》。如《实用正骨学》中所载方剂，《医宗金鉴·正骨心法要旨》占一多半，《平乐郭氏正骨法》《平乐正骨讲义》《平乐正骨》等著作中也有较多《医宗金鉴》内治法的踪迹。同时，郭春园所著《平乐郭氏正骨法》中亦有如清心药、活血顺气何首乌散、百合散、苏子桃仁糖、二味参苏饮等多首方剂，均出自《医宗金鉴·正骨心法要旨》，且在伤科杂症的治疗上与《医宗金鉴·正骨心法要旨》内治杂症法相似。特别是郭永号《秘授正骨心法》四卷中，前三卷包括了《医宗金鉴·正骨心法》的全部内容，第四卷有展筋丹、接骨丹等经验诸方。据《平乐正骨》一书记载，平乐郭氏正骨治伤特色继承了《医宗金鉴·正骨心法》的学术观点，治疗疾病时"内汤液，而外丹膏之""裹以布，围以批竹"。由上可知，平乐郭氏正骨诊疗技术的形成，受《医宗金鉴·正骨心法要旨》影响较大。

同时，《医宗金鉴》对平乐郭氏正骨的治则治法也有较大影响。《医宗金鉴》提出首先要辨虚实："有瘀血者，宜攻利之；亡血者，宜补而行之；但出血不多，亦无瘀血者，以外治之法治之。其次，察其所伤上下轻重浅深之异，经络气血多少之殊。"最后是分期论治："必先逐去瘀血，和营止痛，然后调养气血。"这些对平乐郭氏正骨药物治疗中"整体与局部并重、治本与治标兼顾、内治与外治并举"三大原则的创立起到了积极的作用。《医宗金鉴·正骨心法要旨》又云："今之正骨科，即古跌打损伤之证也，专从血论。"它进一步确立了骨伤科疾病论治"专从血论"的治伤观点和理论体系，发展了明代医家李梴在《医学入门》中提及的"凡损伤，专主血论"的观点。其后阐述的分期论治观点"必先逐去血，和营止痛，然后调养气血"，与平乐郭氏正骨的"破、和、补"三期辨证理论均有较大相同之处，平乐郭氏正骨的三期辨证理论，实质是以气血为纲的整体辨证，凸显了气血在骨伤科疾病中的重要性，这些是对《医宗金鉴》"专从血论"治伤观点的发展与延伸。由此可见，《医宗金鉴》对平乐郭氏正骨的影响。

第三节　平乐郭氏正骨诊疗技术对中医骨伤诊疗技术的影响

平乐郭氏正骨创始人郭祥泰潜心正骨医术，经过长期实践，成为远近闻名的正骨名医；平乐郭氏正骨手法在郭氏家族中得到不断的继承和发展。在平乐郭氏正骨的传人中，第三代传人郭贯田是颇有名气的一位。

郭贯田除继承家传医术外，深研医理，总结经验，他将郭鸣岗《秘授正骨心法》中的正骨八法"摸、接、端、提、推、拿、按、摩"，结合自身行医心得，撰成《正骨手法略要》，总结出平乐正骨八法（辨症法、定槎法、压棉法、缚理法、摔置法、砌砖法、托拿法、推按法）和巧力四法（提接法、折业法、推转法、撬入法）。同时，他对中药在骨伤科中的运用也加以扩展，提出骨伤科疾病内外用药的必要性和有效性。这些都极大地丰富了中医骨伤科的内容，为中医骨伤科学的发展做出了巨大贡献。同时，平乐郭氏正骨以其独特的理论体系和治疗方法，独创了许多行之有效的治疗方法和治疗器具，最具代表性的如平乐郭氏正骨小夹板。平乐郭氏正骨小夹板较普通小夹板特征明显，它可按肢体形态塑形，可根据需要限制某一关节或关节某一方向的活动。同时，平乐郭氏正骨的小夹板较宽，压力均匀，一般不需另外加垫即可起到分骨固定的作用。除此之外，尚有分骨垫、抱膝圈、尺骨鹰嘴骨折固定器等一系列骨伤科常用器械及小夹板固定法、粘贴固定法、绑扎固定法、挤垫固定法和牵引固定法等诸多固定方法，还有对外伤性、陈旧性关节脱位及关节内骨折等顽疾的治疗方法。这些独特的固定器具和治疗方法，为中医骨伤科的诊疗提供了更多选择。不仅如此，平乐郭氏正骨打破了中医骨伤科的许多禁区，为中医骨伤科的发展拓宽了道路。例如难以整复的关节内骨折，历来是中医骨伤小夹板固定的禁忌证，平乐郭氏正骨以其独特精湛的治疗手法，在关节内骨折的治疗上取得了令人瞩目的成就。此外，他们采用牵引、加垫、器具等联合小夹板固定法，对不稳定性骨折（如斜形骨折、螺旋骨折、粉碎骨折、多段骨折）等骨伤科疾病均取得了较好疗效（图3-3）。

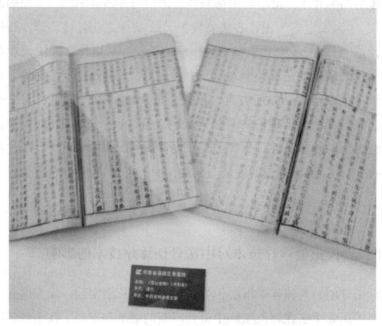

图3-3　《雷公炮炙论》

　　中医骨伤科的发展并非一帆风顺，平乐郭氏正骨对中医骨伤科的传承和发扬起到了不可磨灭的作用。自鸦片战争至中华人民共和国成立前，中国逐渐沦为半殖民地半封建社会，随着西方文化的入侵，中医的地位发生了巨大的变化，中医骨伤科也面临着巨大危机。人们常将骨伤科医师视为"走江湖、卖膏药的下九流"，中医骨伤科处于花叶凋零、自生自灭的境地。许多新萌芽的骨伤科技术，如骨折切开复位、内固定等，不仅没有发展，反而基本上失传了。这一时期，骨伤科的延续仅以祖传或师承为主。那时的郭家大院，不仅仅是"医疗单位"，更是中医正骨赖以传承的"教学单位"，对中医骨伤科的发展起到了积极的推动作用。

第四章 平乐郭氏正骨的发展时期

第一节 平乐郭氏正骨学术流派的初步形成

自开山鼻祖郭祥泰以正骨术著称于乡里以来，经第二、三代传人继承家术，深研医理，总结经验，平乐郭氏正骨逐渐形成了独特的理论体系和治疗方法。到了第四代，郭氏家族人丁兴旺，正骨手法的传人更是人才辈出，杰出代表人物如郭聘三、郭耀堂等，不仅尽得家传之术，又能旁采各家伤科之长，加之自身的理解与独创，均为当时名噪一时的正骨大家。《洛阳县志》和清末孟津举人许鼎臣所编《龙咀山馆文集·郭礼尹先生墓道碑》中皆载："聘三承祖父业，加以深邃恢宏，旁通《灵枢》《素问》，折衷诸先哲奥秘，成一家法，名闻海内。"经过几代人的努力，平乐郭氏正骨的理论体系日臻成熟。

当时平乐郭氏正骨分两个堂号，即北院"益元堂"和南院"人和堂"。北院"益元堂"是世居平乐北门里的郭树信一支，郭树信将毕生医术传给其子郭贯田，郭贯田是平乐郭氏正骨承前启后的关键性人物，他不仅使平乐郭氏正骨发扬光大，驰名朝野，更重要的是他培养了四名优秀的接班人，也就是他的四个儿子郭登三、郭聘三（字礼尹）、郭健三（字立堂）、郭九三（又名寅三）。兄弟四人从小就得祖父郭树信、父亲郭贯田的真传，又有郭贯田所著《正骨手法要略》作为理论指导，加之自身勤奋好学，善于摸索，皆成为远近闻名的正骨高手。郭贯田子孙满堂，北门里的院子就显得小了，于是拆掉重盖，新盖的郭家大院南北三排并列，每排有五六进院子，巍巍壮观。大院内部院落套院落，彼此有拱门通连，显得曲径通幽，也彰显出了北院益元堂大家族的气魄，这座郭家大院此后成为平乐郭氏正骨传承和发展的主要根据地（图4-1）。

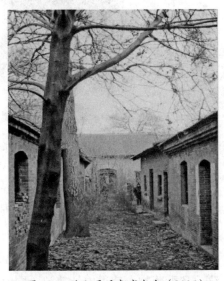

图4-1 洛阳平乐郭家老宅（2006）

在第四代传人中，最具有代表性的当属郭贯田次子郭聘三。郭聘三，字礼尹（1865—1929），自幼聪明好学，受业于祖父和父亲，博览群书，深究医理，集各家伤科之长，结合临证经验，使平乐郭氏正骨医术得到进一步发展，为世人所敬重。《龙咀山馆文集·卷九》记载："郭礼尹先生墓道碑中记载，洛阳东二十里平乐园，郭氏世以

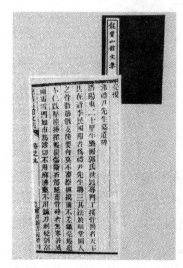

图4-2 《龙咀山馆文集》对平乐郭氏正骨的记载

专门攻接骨，医名天下，其在清末民国间者，为礼尹先生聘三……疮疽不仁、跌压撞损伤，折断筋绝而骨碎者，天寒暑风雨霜雪，门若市。""间有仪物享之，未尝不裁酌以义守，若金钱则却之，无吝色。"一方面说明郭聘三医术精湛，百姓求医者众；另一方面也反映了郭家医德高尚，行医质朴，以人为本，不重财物的特点（图4-2）。郭聘三曾说："吾岂以富贵役顾？即以活为事，即实以活人为心，于生无愧足矣！"当时人们称赞他"其居心厚，其操行洁""皆奉古贤人君子矩镬"。偃师县的民众为郭聘三、其子郭灿若，在平乐村东门外竖碑五张以表颂扬，第五张从上到下只有四个斗大的字："神乎其技！"久而久之，门户上悬匾达12块之多，临街厅堂悬匾则难以计数（图4-3）。

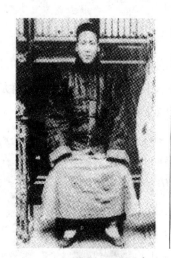 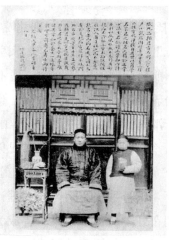

图4-3 平乐郭氏正骨第四代传人郭聘三

《龙咀山馆文集·卷九》有关于郭聘三精湛医术的记载，称其"诊切不用麻沸药，不用针刀刺砭剐割……而是揉之，捏之，推之，筑之，拳屈之，攀之，捞之，俯仰左右或伸之，正之，平齐之，垫之，内服汤液而外丹膏之，裹以布，围以批竹，时其静止移动，饮食矢溺"。说明郭聘三已初步总结出平乐郭氏正骨的学术特点，既注重手法，又重药物，使得内外兼治；同时配合功能锻炼，使得动静相结合。他强调"时其

静止移动"，在制动的同时，又要让患者尽可能地进行和坚持有利于气血通顺的各种活动，这在当时是十分独到的见解。据说经他诊治的患者没有不愈者，或在顷刻之间，或在一日之内，或有数十日，由于郭聘三的存在，平乐百里之内，没有残疾者，平乐郭氏正骨在当地的影响力可见一斑。

清朝末期，随着鸦片战争的失败，一系列不平等条约的签订，清政府被迫打开了固步自封的国门，西方思想和文化传入中国，洋货充斥着中国市场，在这种大环境下，崇洋媚外的思想开始泛滥，西医逐渐在中国占了上风，特别是在骨科方面，西医不仅有消炎止痛药、抗生素等，又有先进的仪器设备，这些对传统的中医治疗冲击很大。面对这种冲击，郭聘三一方面积极吸收有益的知识，如将消炎止痛药配合中药进行使用，用最简单有效的方法为患者解除病痛；另一方面坚持中医整体辨证，能不开刀就不开刀，采用传统中医整复手法治疗，令许多西方医学者折服。郭聘三的墓碑上有这样一则记载："郑州有美医士之子坠马绝骨，医士以美法，须锯膝以下乃可活。延聘三先生，先生用手法医之，患者无痛苦，且弥月而起如常，美医士叹曰：'中国绝技，西法不敢望焉！'"讲的是民国十八年（1929），郑州教堂有个美国医士，其子坠马断骨，按照西医的方法，只有锯掉小腿才能保住性命。这个美国医士听说郭聘三不用刀锯，断腿可复，于是携子来医。经郭聘三治疗，骨肉无损，1月后行走如常人，美国医士惊叹："中国绝技，西医不能比！"

郭聘三对平乐郭氏正骨还有一个特殊贡献，那就是对全身骨骼体系的整体研究。当时人们受儒学思想影响很深，《礼记》曰："父母全而生之，子全而归之，可谓孝矣。"认为身体发肤受之父母，不可折损，医学研究者所用多为病残尸体，加上传统中医重视整体理论，讲究"司外揣内"，不重视局部精细解剖，导致古代的人体解剖学发展缓慢。为了弄清楚人体骨骼体系，郭聘三亲自着手绘制了人体骨骼结构图。郭聘三没有学过解剖学，但他绘制的人体骨骼结构图部位精确，和后来的解剖图几乎分毫不差，这对于当时的骨伤科学者来说无疑是巨大的帮助。《龙咀山馆文集·卷九》记载："其法于明堂图。人之骨骼、筋骸、支节要会，莫不审察，抚摸而不差纤毫。"这其中不仅饱含了郭聘三对骨伤科学的热爱和格物求知的精神，也饱含了郭聘三所付出的巨大心血和努力。

从历史观点来看，平乐郭氏正骨学术流派的形成和发展，以郭聘三的贡献最大，郭聘三的医术和医德也最为时人所敬重，诚如《洛阳县志》所记载："聘三承祖父业，加以深邃恢宏，旁通《灵枢》《素问》，折衷诸先哲奥秘，成一家法，名闻海内。虽西医偶有颠撅窘于术，闻名请诊，经手平复，莫不叹服，而郭氏随为中外所独有，求医者，户外常满。"郭聘三的一生，扬中华传统医术之长，为国争光，将平生医术传给后人，作为当时中国正骨医术最高水平的代表者，他是平乐郭氏正骨医术当之无愧的第四代传人。

第二节　平乐郭氏正骨理论的初步形成

一、平乐郭氏正骨学术理论的形成过程

　　平乐郭氏正骨传到第五代可谓是人才济济，名医满堂，分成四门行医：长门郭登三之子景轩（字式南），亦精其术，"恒为时贵所延"（《洛阳县志》），曾给当时国民党总统蒋介石看过病，给国民党要员熊式辉治过腰疾；二门郭聘三之子景星（字灿若），"能世其业"（《洛阳县志》），国民党将领胡宗南、卫立煌、赵寿山、孔从周等均曾延请其治疾；三门郭健三之子景韶（字春园），随母李秀云行医于洛阳城内；四门郭九三传其子景耀、景象。在这众多的传人中，又以二门的郭景星（字灿若）、高云峰影响最大。

　　郭景星（1895—1950），字灿若，为郭聘三之子，少年随父行医，经父言传身教，成年已具名医之资，出类拔萃，后经数十年实践，在前辈手法的基础上，总结出了"摇摆叩击、回旋拨搓、旋转提位"等正骨手法。他医术高超，医德高尚，全国各地求医治伤者络绎不绝。抗战时期，洛阳是中国第一战区长官司令部驻地，国民政府抗日将领云集。当时的一些军政要员，如胡宗南、卫立煌、赵寿山、孔从周均邀请过郭灿若为其诊治，郭灿若由此驰名遐迩。

　　1926年，他与高云峰结为伉俪。1930年，郭灿若不幸罹患重病（鼓证），为了不使平乐郭氏正骨后继乏人，他果敢地冲破"传男不传女，传内不传外"的郭家祖训，将医术传给其妻高云峰，从而成就了高云峰传奇的一生，改写了平乐郭氏正骨的命运。多年来夫妇二人配合默契，在行医条件十分简陋的情况下，在自家大门楼里或大槐树下，靠着一张木床，一把圈椅、两条长凳，一个拌药碗和一些竹篦砖坯之类的简陋设备，为广大骨伤患者接骨治伤，解除病痛（图4-4）。1945年12月13日，国民党战区司令长官胡宗南、河南省政府主席刘茂恩曾联名赠送郭灿若、高云峰夫妇"妙手灵丹使海内疲癃残疾无遗憾，奇方秘授超古人和缘岐仓而专家"的屏联以示赞颂。其他诸如"和风膏雨""质直好义""洁古家风""和暖遗风"等匾额比比皆是。

　　相对于益元堂的人丁兴旺，人和堂一支就略显子嗣单薄，郭树楷将其正骨医术传授给继子郭鸣岗（字永号），郭鸣岗又将其医术传其侄郭金锡（字耀堂）、郭金成（郭金成字"义番"，由于当时"传男不传女，传内不传外"的郭家祖训，所收义子徒弟均改姓"郭"）。郭耀堂一直在洛阳当地行医，1958年来到洛阳市第二人民医院工作，曾任洛阳市第二人民医院骨科主任。郭耀堂先生医术精湛，德艺双馨，在当时享有盛誉，以中药治疗破伤风更有独到之处。曾两次赴京为罗荣桓元帅、罗瑞卿等领导同志治疗腿疾。郭耀堂得到其师郭鸣岗秘传的《秘授正骨心法》一书，并以此为讲义举办平乐

正骨学习班，培养了一批异姓徒弟，并举办中医正骨培训班，亲自带徒数十人。

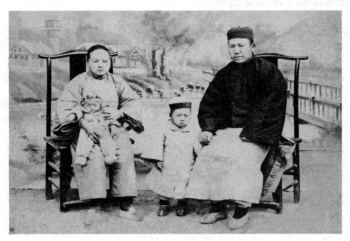

图 4-4　洛阳平乐正骨第五代传人郭灿若、高云峰夫妇与子女合影

　　郭鸣岗还带有一名徒弟，名为郭耀先（1901—1977），字均甫，是河南省洛阳市平乐乡人，他是将平乐郭氏正骨带到西北大地的第一人。郭均甫 16 岁拜郭鸣岗、王宏基两人为师，后又从郭耀堂专习正骨医术多年。由于他师承家学，又博采众家之长，逐渐形成了自己的风格。从 1930 年开始，郭均甫先后在洛阳、开封、郑州、宝鸡、西安等地行医；1935 年，郭均甫参加了抗日救亡宣传活动，结交了一些进步人士，思想发生了巨大变化；1938 年，他加入了中国共产党，不久即被组织委派任中共平乐支部书记；1939 年，郭均甫去了上海，党组织让他以"平乐震华纱厂"的名义在那里采购物资，为八路军代购了大量的文具、纸张，最多的一次购回水笔 1.44 万支。在沪期间，他与知名中医接触交流，更丰富了他的医疗经验。1942 年，平乐地下党遭到破坏，郭均甫因在外而幸免于难。回乡后，他与党组织失去联系。1944 年，日本攻打洛阳前夕，郭均甫携眷来到甘肃，最后定居在兰州。中华人民共和国成立后，郭均甫因精湛的平乐郭氏正骨医术而在兰州声名鹊起，他曾担任兰州中医学会会长。1959 年，为向中华人民共和国成立 10 周年献礼，郭均甫将祖传秘方"展筋丹""消定散""珍珠生肌散""损伤散"等全部献给了国家。郭均甫一生治病救人无数，被誉为"圣手婆心"，是甘肃乃至西北现代中医骨伤科史上继往开来的一代宗师。

　　民国年间可谓是平乐郭氏正骨发展的第一个高峰期，传人弟子众多，分布范围广，影响深远。他们对平乐郭氏正骨手法、理论体系等方面进行总结、提高，并进行独创，形成了独特的诊疗体系，使平乐郭氏正骨"仁心仁术"的形象深入人心，对中医骨伤科学的发展具有很大的促进和推动作用。

二、平乐郭氏正骨早期学术理论的确立

清代及以前的外伤科成就，无疑是平乐郭氏正骨技术形成与发展的重要基础；平乐郭氏正骨传人之所以能在这一专业领域取得建树，得益于他们博采众长，不拘一说。其学术理论的形成，是在当时骨伤科学术理论的基础上，结合自身的临床经验，进行独创和发挥，又指导临床实践，在实践的过程中不断总结提炼以丰富理论，经历了一个长期的不断发展和完善的过程。

明清时期骨伤科有两大学派，一派受薛己影响，强调八纲辨证、脏腑辨证，倡导补气血、益肝肾，称"薛己补派"；一派从明代异远真人之说，以经络辨证为主，偏重手法，推崇循穴治伤，其形成以异远真人所著《跌损妙方》为代表，称"伤科少林派"。平乐郭氏正骨是我国骨伤科最有影响的流派之一，其早期基础理论的形成，是以《黄帝内经》为根本，以气血津液、藏象、经络等学说为基础，撷取薛己补派、伤科少林派等思想精华，才形成了独特的平乐郭氏正骨学术思想。

从第一代郭祥泰到第二代郭树信、郭树楷，都是在给患者疗伤过程中进行操作、示范和讲解，并没有形成文字性的论著。

从目前文献记载来看，平乐郭氏正骨八法（辨症法、定槎法、压棉法、缚理法等）初步形成于第三代代表人物郭贯田。第一本有据可考的文字性记录是《正骨手法要略》，第三代传人郭贯田晚年将前代所传"正骨八法"，结合其行医心得，撰成《正骨手法要略》一书，并传其四子。郭贯田次子郭聘三天资聪颖，继祖父业，在其父的基础上，深研中医经典，结合自身的临床实践，将平乐郭氏正骨医术推进一步。然而，郭聘三并未将其宝贵的学术思想付梓成书，《正骨手法要略》也已失传。

手法是平乐郭氏正骨学术理论的组成部分，手法的理论主要是基于人体解剖学、经络学说、推拿手法学及少林功法等理论，早期正骨手法的传授，主要通过给患者治病疗伤而进行示范和讲解，直到第三代传人郭贯田著《正骨手法要略》，郭鸣岗著《秘授正骨心法》传于后世，才形成系统的理论。而侄系郭树信一脉所传的益元正骨八法（辨症法、定槎法、压棉法、敷理法、牵置法、砌砖法、托拿法、推按法），则在《医宗金鉴》的基础上进行了发展。

平乐郭氏正骨受到伤科少林派的影响，偏重于手法，讲究经络辨证，如常用的治筋手法中，"揉药法"中的"穴位揉药法"就是通过损伤肢体的相应穴位进行点穴按摩揉药；"通经活络法"中的"循经点穴法"，即用拇指或肘尖，循患处相应经穴进行点按、研揉以通经气、活血、止痛。

除了手法治疗，药物疗法也是平乐郭氏正骨的主要治疗方法之一，可分为内服药物和外用药物两种。早在秦汉以前，就有伤症药物治疗的记述。如《素问·缪刺论》云："人有所坠堕，恶血留内，腹中胀满，不得前后，先饮利药。"1931 年出土的《居

延汉简》中，就记述了汉代军医以膏药为主治疗各种损伤的方药。唐代蔺道人所著《仙授理伤续断秘方》较全面地记述了洗、贴、掺、揩等治疗骨关节损伤的外用方药、方法，他创制了不少伤科内、外治疗的方剂，有些至今还在沿用。宋代《太平圣惠方》《圣济总录》较系统全面地介绍了敷贴的方药。至明、清，药物疗法已发展成为伤科的重要治疗方法。

平乐郭氏正骨在注重手法的同时，还注重骨伤病症的内服、外用药物。《龙咀山馆文集》中提到第三代传人郭聘三"内服汤液而外丹膏之"。早在平乐郭氏正骨的早期著作《秘授正骨心法》第四卷中，就载有展筋丹、接骨丹等经验方，内容包括药物组成、剂量、用法及心得，其中有一首用药经验歌诀，有些效方一直沿用至今。《平乐郭氏正骨法》中也载有大量方药，其中清心药、活血顺气何首乌散、薤白栝楼汤、百合散、苏子桃仁汤、犀角地黄汤、益气养荣汤、调经散、牡丹皮散、当归导滞散、桃核承气汤、小柴胡汤、柴胡四物汤、加味归脾汤、二味参苏饮等方均出自《医宗金鉴·正骨心法要旨》。

平乐郭氏正骨从清朝嘉庆年间开始，相传数代，在其早期学术理论体系中，既重视辨证施治的内治法，又重视局部创伤治疗的手法、固定和外治用药。尤其是经过第四代传人郭聘三和第五代传人郭灿若、高云峰的传承、发展之后，其学术理论体系已基本成熟，逐步发展成为一个理论体系完整、学术内涵丰富翔实的中医骨伤科学术流派。

第五章　平乐郭氏正骨的飞跃时期

第一节　平乐郭氏正骨的开拓者——第五代传人高云峰

　　民国末年，战乱频繁，社会动荡不安，平乐郭氏正骨虽然有一定的发展，但总体上处于蛰伏状态，迫于战争形势，平乐郭氏正骨传人分散于各地，他们将平乐郭氏正骨的种子带到各地，生根发芽，默默积蓄着有生力量。直到中华人民共和国成立后，百废待兴，党和国家没有遗忘这颗古都小镇里的明珠，在党和政府的扶持下，平乐郭氏正骨又迅速发展壮大起来。

　　1948年春，中国人民解放军解放洛阳，为保护平乐郭氏正骨，特地在平乐北门贴出由陈赓司令员签署的告示："平乐郭氏正骨，相传数代，颇负盛誉，乃祖国民间医学宝贵遗产，凡我军将士均应加以保护，不得影响其行医疗疾。仰各周知。司令员：陈赓；政治委员：谢富治。"这让倍感无依彷徨的平乐郭家深切地感受到了党的关怀和温暖。

　　在清朝，清政府实行闭关锁国政策，中国百姓主要是自给自足的家庭小作坊生产模式，因循守旧思想特别严重，很多秘方、手法作为赖以谋生的技术，都是家族秘传，传内不传外，这也导致学术思想交流不畅，学术水平进步缓慢，许多宝贵的学术思想、临床经验、方药手法等逐渐失传。中华人民共和国成立初期，中国共产党开始着手进行社会主义改造，为了加速社会变革的完成，在毛主席的倡导下，积极推广新思想、新文化，大力营造团结、奉献的良好社会氛围，但是几千年的思维模式早已根深蒂固地扎根在人们脑海中，哪能轻易说变就变呢？新旧思想开展了一场剧烈的交锋。这一历史性的碰撞，也在平乐村的郭氏一家掀起了轩然大波。平乐郭氏正骨第五代传人高云峰与郭维淮母子俩，感恩于共产党在解放战争时期和中华人民共和国成立后对平乐郭氏正骨的保护，希望奉献祖传秘方以回馈党和社会，但是这一决定遭到了守旧式族人的强烈反对。几经波折后，高云峰母子终于力排众议，1952年高云峰与郭维淮母子俩将平乐郭氏正骨"接骨丹、展筋丹"等30多个秘方写在一张红纸上，张贴在洛阳城最繁华的商业街——老城十字街头。从此，这些平乐郭家祖传五代的"祖传秘方"让更多的骨病患者受益，更好地为人民服务。这一举动得到了党和政府、人民群众的高度赞扬，随后，在全国范围内掀起了一场"献秘方"的运动。这一重要举动，使平乐郭氏正骨在新的历史条件下获得了更为广泛的社会认同，也得到了社会的尊重。1956年，第五代传人高云峰应邀到北京参加中国人民政治协商会议第二届全国委员会第二次会议，受到毛泽东主席的亲切接见，毛主席勉励她"多带徒弟，好好为人民服务"。

高云峰女士回到家乡后，思想发生了深刻变化，她牢记领袖嘱托，严谨治学，与时俱进，善于汲取和利用现代科学技术发展弘扬家学。中华人民共和国成立前，郭家人丁兴旺，家族显赫，名医辈出，虽然给百姓看病治疗不求钱财，但常年求医就诊的达官贵人却不乏酬金，所以郭家一直家境宽裕，从未在钱财方面发过愁。然而在中华人民共和国成立后，国家进行了土地改革，地主阶级的大部分浮财都充公，郭家的五进院落，除一进留作自用外，其余的都充公作为他用，有的已经分给贫下中农居住。所以当高云峰产生想买一台当时来说较为先进的 X 光机的念头时，竟为资金发了愁。1956 年，在党和当地政府、卫生局的帮助下，高云峰在家庭诊所的基础上创办了洛阳专区正骨医院，招收了张正运、王新政两名外姓徒弟，并如愿以偿地从上海引进了一台 X 光机。建院前，平乐郭氏正骨传人是在大槐树下、大门楼内治疗患者的，远道而来的患者多是在周围群众家里住宿；建院后，患者再也不用在郭家大院外露天排队，不用在板凳上进行整复，而是有了干净、卫生的病房，有了医生、护士的悉心治疗。建院前，平乐郭氏正骨医者主要是靠手触、摸、揣、探进行诊断、手法闭合复位及土坯固定；建院后，在 X 光机等其他仪器设备的辅助下，可以在透视的条件下进行复杂复位，可以通过拍片直观地比较骨折复位和回复效果。因此，慕名而来的患者越来越多，天津、武汉、上海等全国各地医院也常派专家团队前来参观、学习、交流，平乐郭氏正骨的名气越来越响，在全国范围内的影响也越来越大。1956 年建院时开设病床 70 张，1958 年发展为 170 张。洛阳专区正骨医院的成立，是平乐郭氏正骨发展史上一个重要转折点，标志着平乐郭氏正骨从一家一户的个体经营模式，逐渐转变成现代化的经营模式，也为平乐郭氏正骨快速发展奠定了良好的基础（图 5-1、图 5-2、图 5-3）。

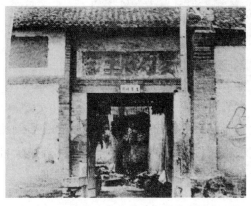

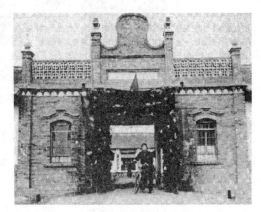

图 5-1 洛阳平乐郭氏正骨家庭诊所（1955）   图 5-2 洛阳专区正骨医院（1956）

1958 年，高云峰又在党和当地政府的帮助下，在中国第一古刹佛教祖庭白马寺旁，建立了全国第一所中医骨伤科学院，也是当时全国唯一一所五年制中医骨伤高等院校——河南省平乐正骨学院，高云峰任院长。学校刚成立的时候，没有校舍，学生只好寄宿在白马寺附近的省民政厅办的荣誉军人学校（简称"荣校"）。由于"大跃进"运动，全民炼钢铁，农村劳动力奇缺，建校找不到民工，只好由全体师生勤工俭学自己干，有的去深山老林伐木，有的在工厂烧砖运瓦，有的在工地建筑施工，还有的一起去种药制药。就是在这样艰苦的条件下，在全校师生的辛勤劳动下，崭新的校舍宿舍大楼终于建成了。艰苦的创校史，不仅培养了全校师生不惧艰辛、吃苦耐劳的精神，更是形成了团结奋斗、锐意进取的校风（图 5-4、图 5-5）。

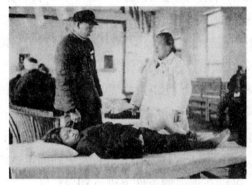

图 5-3　高云峰在查房

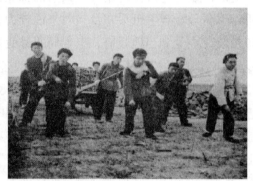

图 5-4　河南平乐正骨学院师生建设学院

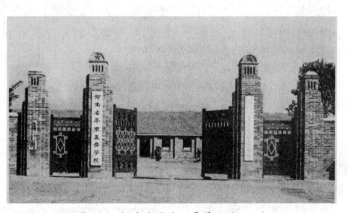

图 5-5　河南省平乐正骨学院（1958）

自此，平乐郭氏正骨的传承和发展也发生了革命性的变化，从族内秘传、子嗣相传到开办学校、广收学徒，从口传心授发展到论著师传、科班讲授。学校培养了大批优秀的骨伤医生，遍布全国各地（图 5-6）。

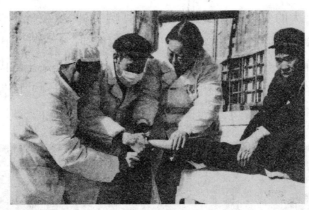

图 5-6　高云峰在传授正骨技术

河南省平乐正骨学院建成后，医院也搬迁到白马寺附近，改名为"河南省平乐正骨学院附属医院"。彼时，平乐郭氏正骨的名气已经在国内打响，一年内接诊患者达 11 万人次。1959 年 3 月，河南省平乐正骨研究所成立，高云峰任研究所所长，平乐正骨研究所的成立，为平乐郭氏正骨的发展提供了更为广阔的平台。

1958 年开始，全国掀起了"大跃进"运动，农村掀起了"浮夸风"，干部们虚报粮食产量，国民经济严重受挫，百姓们粮食短缺，平乐正骨学院的师生们口粮也十分紧张。1960 年，全国大部分地区遭遇自然灾害，粮食产量再次下降，就在这个时候，苏联宣布对华撤资，中国一些重大科研项目、设计项目被迫中断，工厂不能按期投入生产，200 多个企事业单位处于停顿、半停顿状态。洛阳是苏联专家援建的重工业基地，遇到的困难更是雪上加霜。中国遭遇东西方国际社会的双重封锁，夹缝生存尤为困难。在这个时期，由于国家财力紧张，为了贯彻国民经济调整的"八字"方针，停办了一批大、中专院校，1963 年河南省平乐正骨学院也暂停招生，原在校学生由研究所负责带课直到毕业。这样，河南省平乐正骨学院从 1958 年第一届招生算起，一共招了 5 届学生，这 5 届学生毕业后被分配到了全国各地，他们在那里生根、开花、结果，有许多成了本地区、本系统的业务骨干和教学骨干，后来他们大都被评为主任医师、骨伤教授、研究员，成为我国中医骨伤界的专家、学者，覆盖了全国 80% 的中医学院骨伤系和中医院骨伤科（图 5-7）。

平乐郭氏正骨的发展历经 200 多年，从自家门口大槐树下的一张桌子、一条板凳、一个药碗，发展成为具有一定规模的现代化医院，都是毛主席、共产党关怀的结果，可以说没有共产党的支持，就没有平乐郭氏正骨的今天！平乐郭氏正骨的领头人高云峰虽然出生于旧社会，没有接受过正规教育，但是她能在旧社会冲破传统束缚，从目不识丁的弱女子到独当一面的正骨高手，显示了她的非同凡响之处。以前平乐郭氏正骨只在族内传承的时候，处于一个相对封闭的状态，只有靠传人自己不断摸索、研究、创新和发展。中华人民共和国成立后，特别是建立洛阳专区正骨医院和平乐正骨学院后，情况发生了极大的变化，而高云峰在这个时候，再一次发挥了她的才华，积极接受新事物，对社会环境的变化展示了她与时俱进的精神，对平乐郭氏正骨的发展方向展示了果断而正确的领导和决策能力。这一时期，可以说是平乐郭氏正骨的飞跃发展期，郭氏正骨已经迈出家庭走向社会，从一门家族绝技上升成我国骨伤科的主要学术流派之一，同时形成了医、教、研、产集于一体的现代化医院的雏形。

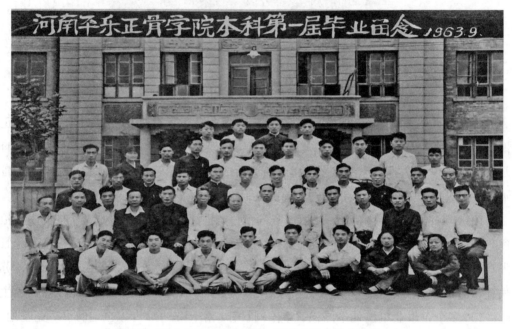

图 5-7　河南平乐正骨学院第一届学生毕业留念（1963）

第二节　平乐郭氏正骨的发展及传播

洛阳专区正骨医院成立后，与河南省内邻县、邻乡及全国各地其他医院的学术交流日益频繁，这不仅是平乐郭氏正骨展示自我的好时机，也是平乐正骨人学习他人经验，学习先进理念、先进科学技术的好时机，高云峰以此为契机，常邀请河南省乃至全国各地的知名骨伤科专家、学者到正骨学院召开经验交流座谈会，名曰"神仙会"，真正是"八仙过海，各显神通"，通过这种交流方式，平乐正骨学院的学生虽身居白马寺小镇，却学到了全国各地先进的学术思想和经验。平乐郭氏正骨传承过程中的一些受旧社会、旧思想影响的陈规旧习、封建迷信成分也被抛弃，一门古老的技术在新社会、新思想的濡润下，焕发出新的勃勃生机。

一、技术改良

高云峰和她的弟子们研究和改进了一些原始的整复手法，研发出"牵引架""位置架"等更加科学合理的医疗器械。如肩关节脱位、髋关节脱位等，原来整复髋关节脱位，采用的是杠抬法，需要 8 个人参加手术，而且需要整复 3 ～ 5 次，后来改为旋转法，只需要 3 个人参加手术，一次就能完成复位。这个改革不但节省了人力，而且效率高，既简便安全，患者痛苦又小。又如颌骨骨折，郭家老一辈医者采用的都是让患者仰卧在床上，左右两侧用绳子牵引固定的传统方法。高云峰后来把它改为穿齿固定法，这样患者不仅能下床自由走动，而且疗效很好。固定是正骨术的重要组成部分，传统的平乐郭氏正骨历来是采用以竹篾为原材料的固定方法，研究所的科研人员在高云峰的带领下，改良了传统的固定器械，将原料从竹篾改为木板（主要是桐木和柳木），根据肢体不同部位塑型制成各种类型的小夹板，增强了固定的稳定性、灵活性和便捷性，它不但减少了骨折愈合后容易形成关节强直的毛病，而且能够使患者提前 10 天自由活动。在当时国内科技水平落后，医疗器材有限的情况下，高云峰等人成功完成了只在古籍上有过记载的"柳枝接骨"术，其后还实验成功探索了桑木接骨和桑皮补肌膜的方法。这种方法一共做了 12 例，就不再用了，因为时代在前进，科技在进步，不锈钢支架的发明创造取代了古老的树枝材料。但是，我们从中看到了平乐正骨传人大胆创新，不懈追求的精神，正是由于这样孜孜以求的精神，平乐郭氏正骨才能代代相传，一代更比一代强！

1965 年，卫生部在天津召开中西医结合会议，会议认为天津和平乐郭氏正骨的经验很值得推广，于是让天津和平乐郭氏正骨各拍一部资料片，天津医院主要拍摄中西医结合治疗骨折的内容，洛阳专区正骨医院主要拍摄手法复位和小夹板固定治疗骨折的内容。当时，医院重点对一些前臂双骨折，肱骨外髁 3 度、4 度骨折，肱骨内髁 3 度、4 度骨折，以及陈旧性髋、肩、肘的整复和小夹板固定进行了深入研究，许多观点直到 40 多年后，仍然处于国内领先水平。

二、学术领域的扩展

平乐郭氏正骨传承 220 多年，建立了一套完整的学术体系，包括骨折、关节脱位、骨伤科杂症以及一些疑难杂症的治疗，然而旧时交通不便，通讯不发达，信息流通不畅，对一些罕见病种的治疗十分有限；建院、建校后，随着平乐郭氏正骨的声名远扬，患者来源更为广泛。病种的扩大，为平乐正骨人积累一些不常见疾病的治疗经验创造了有利环境。虽然平乐郭氏正骨的前辈们在治疗新鲜骨折、关节脱位方面积累了丰富的临床经验，但是对于陈旧性骨折的临床研究、治疗并不多。高云峰与其子郭维淮、徒弟王新政等人一起，成立了专攻小组，对陈旧性骨折的复位进行了深入研究，逐渐摸索出一套陈旧性骨折的治疗方法。高云峰曾对一位陈旧性髋关节骨折的患者进行手法整复，这让许多认为必须进行手术治疗的骨伤专家惊叹不已。1978 年，高云峰等人采用"中西医结合手法整复治疗外伤陈旧性关节脱位"的研究，荣获全国科学大会重大科技成果奖。可惜的是，此时高云峰已逝世两年了。高云峰等人的这个奖项，是他们勇于创新、打破门户、取百家之长、孜孜进取精神的体现。

高云峰从祖辈那里继承的是中医正骨，而她研究的却是"中西医结合"的治疗方法，为了鼓励学生们开阔眼界，吸收百家之长，高云峰还写了一篇《取西医之长，补中医之短》的文章，发表在《健康报》和《天津医药杂志骨科副刊》杂志上。高云峰一生重视实践、虚心好学、敢于创新的精神，不仅影响了平乐正骨学院的全体师生，也影响了医院的全体医护人员。其后，洛阳正骨医院的科研成果、新技术不断涌现，并始终处在全国同行业的前列，这正是高云峰孜孜以求、不断创新精神的延续！

三、学术理论上的总结和提高

为了方便后人学习，使平乐郭氏正骨手法绝技发扬光大以惠及更多的骨伤患者，在有关部门和领导的支持下，平乐郭氏正骨的传人经过长时间的继承与探索，对平乐郭氏正骨手法先后进行了 2 次整理，分别于 1976 年、1995 年出版了《简明正骨》和《平乐正骨》两本专著。1976 年，农村缺医少药情况十分突出，为解决这一问题，国家提倡培训赤脚医生，提倡利用"一根针""一把草"（即针灸、中药等中医药疗法）救治贫困患者。《简明正骨》就是在这样的背景下，由平乐郭氏正骨传人根据高云峰的经验总结编写而成（图 5-8）。作为赤脚医生学习的系列丛书之一，该书虽然是一本小册子，但内容齐全且简明扼要。书中尽管没有明确系统地提出平乐郭氏正骨手法的学术特点，只是整理了用于骨折脱位的"正骨六法"，但平乐郭氏正骨手法的基本要素已包含在里面。为了满足教学需要，让学生可以更加全面地了解、学习平乐郭氏正骨的理论和技能，高云峰还指导其子郭维淮编写了更深层次的教材《平乐正骨学讲义》，这在当时是正骨学最权威的一部教材。高云峰和郭维淮母子二人不仅将老祖宗传下来的辨症、定搓、压棉、缚理、砖砌、拔伸、推拿、按摩等"正骨八法"总结、提高为"拔伸牵拉、推挤提按、折顶对位、嵌入缓解、回旋拨搓、摇摆推顶、倒程逆施、旋撬复位"等"八法"，还进一步提出骨折的"破、和、补"三期治疗原则和用药原则。在辨证方面还研究了根据尿液和指纹的变化，以判断气血盛衰、脏腑

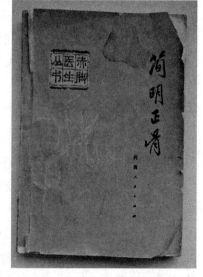

图 5-8 《简明正骨》一书

虚实及骨折愈合情况，作为遣方用药的依据。如辨尿液是血尿、白尿、黄尿、油尿、淋沥等；察指纹是青色、赤色、紫色、白色等。根据多年的临床经验和研究成果，总结出了一套行之有效的油尿辨证施治理论。

四、药物研制上的发展

"药物疗法"是平乐郭氏正骨特色诊疗的重要组成部分，平乐正骨学院刚建立时，学院就种植了80多亩的中药材，由学生和教职工负责耕种，主要用于制作接骨丹、展筋丹等中成药。中华人民共和国成立以前，由于当时讲究"族内秘传"，不仅是手法、秘方，连药物的炮制都不轻易示人，自从办了学院，高云峰院长总是当众示范炮制中药。她亲自动手操作，指导炮制每一味药物，有的上笼蒸，有的用豆腐煅，有的过油，有的要用黄麻纸一层一层地脱油，直到每一味药都达到她要求的标准。这与"献秘方"一样，体现了高云峰等平乐郭氏正骨传人的无私奉献精神。平乐正骨研究所成立了实验室，为发展平乐郭氏正骨创造了优越的条件，在实验室工作的师生们，既被她不辞劳苦、踏实肯干、认真负责的精神所感动，又被她那种毫不保守、一丝不苟的精神所鼓舞。平乐郭氏正骨祖传的"接骨丹"疗效显著，已被广大医务工作者所接受，但是他们并不固步自封，在"接骨丹、展筋丹"等药理实验研究成果的基础上，对"接骨丹"进行成分加减，又试制出一种新药，叫"皮铜壳"，能使接骨愈合时间提前10天左右。不仅如此，医院创办了制药厂，平乐郭氏正骨祖传秘方"接骨丸""展筋丹"等中成药可以进行批量生产，不仅能满足正骨医院的需求，还销往全国各地，帮助了更多的患者（图5-9）。

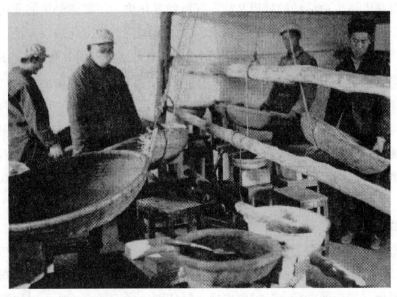

图 5-9　河南平乐正骨学院师生在配制中药

第六章 平乐正骨的壮大时期

第一节 平乐正骨学术理论体系的创新与提升

从乾隆及嘉庆年间平乐郭氏家族十七世郭祥泰开始，平乐郭氏正骨学术理论在220多年的历史长河中逐步形成并完善，发展至第六代时，平乐郭氏正骨学术理论已日臻成熟。第六代传人郭维淮先生将平乐郭氏正骨学术理论进行了全面总结，并加以创新，剖析并深化了第四代传人郭贯田时期形成的平乐郭氏正骨学术思想——整体辨证、内外兼治；丰富并规范了第五代传人高云峰时期初步形成的正骨手法，他归纳总结出了"平乐正骨气血辨证理论"以及"三原则""四方法"的学术思想。三原则即"整体辨证、筋骨并重、内外兼治"，四方法即"治伤手法、固定方法、药物疗法、功能锻炼"。

一、平乐正骨气血辩证理论

平乐正骨重视八纲、脏腑与六经等辨证，认为气血是伤科辨证的总纲。平乐正骨认为，气血是人体生命活动的物质基础，气血的变化决定了脏腑经络的变化。主张伤科临证应以气血为纲，整体辨证，审症求因，始终围绕气血变化加以调治，方能取得良好效果。平乐正骨在长期的医疗实践中形成了具有鲜明特点的气血辨证理论。

气血学说是平乐正骨理论的核心。平乐正骨认为气血是人生命活动及之总纲，也是伤科病理病机之总纲。气血是构成与维持人体生理机能的基本物质，同时，其病变也是机体病变的根本。气血调和，则机体安；其浮越不时或伤损，则患生，机体病也。

气血既是构成人体的精微物质，也表现着脏腑经络的生理功能；损伤诸证首犯气血，气滞血瘀，进而影响脏腑经络，故损伤诸证专从气血论治。气血学说既可作为辨证的依据，也是伤科治疗的重要依据。

1. 气血失调

气和血在生理上互根互用，在病理上相互影响。气血平衡则泰，气血失调则病。气为血之帅，气能生血、行血、摄血。血的正常运行，取决于气的推动和固摄作用之间的协调平衡。气行则血行，气滞则血瘀，气狂则血燥。气虚，血无以化则血虚，行血无力则血瘀，摄血失职则血妄行出血；气郁、气滞，则血不能正常循行而瘀，瘀久必虚。血为气之母，血可载气、充气。血虚，气失充养则气虚、气郁，血无力载气，则气脱、气激、气壅，虚久必瘀。血瘀，则阻碍气机，而气滞失职。伤损肢体脉络，血溢于经外，瘀阻经络则气滞，进而引起一系列气血失调之证。所谓"肢体损于外，则气血伤于内，营血有所不贯，脏腑由之不和"。常见气血失调证有气滞血瘀、气血两虚、气不摄血、气随血脱、血随气逆等。郭氏将其分为虚证、实证和虚实夹杂证三大类。认为伤科虚证是损伤失血过多，阴不维阳而致。以气亏血虚为本，原因有三：其一是失血过多，气血亏损；其二是瘀久致痹，新血不生；其三是肝郁脾虚，血气无源。伤科实证则为创伤早期引起的气滞血瘀。伤科虚实夹杂证既可在新病发生，也可由久病演化而来。治疗时应遵循辨证施治的原则，根据不同病因病机，以理气、益气、养血、活血、解郁、滋阴、通痹为基本治法，补而不留邪，攻而不伤正，攻补兼施，最终达到邪去正安的治疗目的。

2. 三期辨证

郭氏认为创伤诸证当从气血论治。分早、中、后三期，以破、和、补为则，药法各异。即创伤早期，筋脉受损，血溢瘀于脉外，阻碍气机，气血瘀滞为主证；用药以破为主，祛瘀生新，亡血者补而兼行。中期瘀未尽祛，新骨待生，气血不和，经络不通；治宜和法为主，和营消肿，活血接骨。后期久病体虚，肝血不足而筋脉拘挛，肾精虚损而髓空，脾胃虚而气血生化不足则气血虚；治宜补为主，益气养血，滋补肝肾，壮筋骨，兼通经活络利关节。郭氏用药精巧严谨，不泥一方一药，强调审症求因，辨证论治，勇于创新，出奇制胜，不断深化发展家传医术。郭氏强调，初期用药瘀则当破，但亡血者须补而兼行。因气血互根，血药中必须加气药才能加速病愈。"肝主血，败血必归于肝"，在活血祛瘀的同时加上疏肝理气之品，必然收到事半功倍之效。中期气血不和，经络不通。患者经初期活血祛瘀治疗，但瘀血尚有残余，气血尚未恢复，伤肢肿痛，减而未尽，若继用攻破之药则恐伤及正气，故当以和解为主，兼消肿止痛。治宜调和气血营卫，接骨续筋，消肿止痛。后期因损伤日久，长期卧床，加之固定限制活动，故肝肾亏损，营卫不和，气血虚而运行不利。虚久必瘀，虚中有滞，脏腑由之不和易并病。治宜和营卫，补气血，健脾胃，益肝肾，通利关节。以补为主，以通为用，通补兼治，方能祛除并病，取得良好疗效。郭氏强调临证应视患者体质、伤势不同而灵活遣方用药。少壮新病邪实而正未衰，宜攻；老弱久病体虚，宜补。体壮伤新宜大剂猛治，体质一般伤缓宜宽猛相济，体弱伤陈宜缓治之。且当分虚实阴阳，辨寒热及气血脏腑之所属，辨证调治，使营卫调和，气血旺盛，经络通畅，则病自愈。

3. 气病多虚，血病多瘀

治气以补为要，治血以活为旨。郭氏认为气是人体生命活动的动力，应该以充足旺盛为佳。同时由于气的推动、温煦、防御、固摄、气化等特点，耗损较大，易出现不足的状态，是谓气病多虚。所以在治疗上宜补不宜泻，以补其不足为要旨。即使伤致血瘀气滞，也当以补气行气为先，兼以疏肝理气。同时强调血液循经运行不息，环流全身，周而复始，为全身各脏腑组织器官提供必需的营养，以维持人体的正常生理功能，贵在活动流畅，不能停滞。故提出血病多瘀、血以活为贵的见解。伤科临证多为血脉损伤瘀滞之证，故重在益气行血、活血祛瘀。即使新伤亡血或久病血虚，也应以活血补血为大法，补行兼施。郭氏认为瘀不祛则新不生，运用活血化瘀之法，可促进新血生成，振脾胃，气血生化无穷。现代医学研究证明，活血化瘀法有影响血液流变、调整结缔组织代谢、机体免疫的作用，以及抗炎和抗感染等方面的作用。郭氏还认为血瘀与气虚的关系最为密切，气为血之帅，气虚则无力推动和统摄血液循经运行，而最易导致血瘀。即使是气滞血瘀证，也应在行气活血的同时，加入适当的补气药，以增强活血祛瘀之功效，往往可收奇效。临床上郭氏还主张大剂量使用补气药，以推动和激发脏腑组织器官的功能，促其疾病早日康复。郭氏根据病证性质，以益气活血、补气行瘀、益气通痹、补气活络、补气散瘀为法接骨，拟定了益气活血汤、益气接骨汤、益气通痹汤、补气壮腰汤等方剂，效果良好。

4. 杂病多瘀，痰瘀互结

杂病多病程缠绵，经久难愈。郭氏认为疑难杂病多由创伤后血瘀气滞，复感风寒湿邪，或痰瘀互结，或瘀久气虚痹阻所致。多为顽痰瘀血不化之证。瘀阻气机，复致气血亏损，遂波及肝脾肾诸脏，导致脏腑功能失调，顽痰内生，痰瘀互结不化，表现隐晦复杂，迁延难愈。常被称为顽固不化之"怪病"。治疗上主张以调理气血为主，同时须顾护脏腑，祛瘀豁痰。郭氏根据其病证性质，或益气活血化瘀，或行气活血化瘀，或调气疏肝化瘀，或养血补肾为法，或益气血补肝肾，或益气豁痰通络，或行气血祛邪痹。拟定了行气通瘀汤、益气填髓汤、补肾止疼散、加减泽兰汤、通阻豁痰汤、疏肝活络汤、蠲痹解凝汤、舒筋汤等方药治疗各种原因引起的腰痛、尾骨疼痛、股骨头缺血性坏死、肩周炎、颈椎病、创伤后发热、创伤后脑梗塞等疾病，效果良好。

5. 气血辨证与整体辨证的关系

整体辨证是中医学的理论核心，也是郭氏气血辨证和治疗伤科疾病的核心。郭氏认为人是一个有机的整体，"牵一发而动全身"。人体的组织器官、气血阴阳、表里上下在结构上互相联系，不可分割，在功能上相互依赖，相互制约，相互为用，协调平衡。同时，郭氏还强调人与自然界也为和谐统一的不可分割的整体，自然界万物的平衡和谐是人类赖以生存的条件，其阴阳平衡失调也是疾病发生的外在因素与条件。郭氏认为"人是一个小天地，牵一发而动全身"。《正体类要》云："肢体损于外，则气血伤于内，营血一有所不贯，脏腑由之不和。"局部损伤首犯气血，使气血紊乱，经络受阻，脏腑功能失调，导致阴阳气血失衡，不仅出现局部症状，也会出现明显的全身反应。临证应以气血辨证为纲，整体辨证加以调治，方能取得良好效果。郭氏气血辨证极为重视整体观念，认为气血是人身至宝，为五脏六腑功能活动的物质基础，又是五脏六腑气化的产物。气血变化和五脏六腑的功能活动、病理变化息息相关，相互影响。气和血的生成有赖于脾、胃、肺、肾等脏腑生理功能的综合作用。血的正常循行靠心气的推动，肺的宣发肃降，肝的疏泄和调节和脾的统摄。气的升降出入便是脏腑生理活动的体现。因此，郭氏强调伤科疾病在气血论治的基础上，必须以五脏为中心，从整体出发来认识和治疗。诊断治疗也必须从整体出发，审症求因，辨证施治，使阴平阳秘，功能恢复。郭氏融气血辨证与整体辨证为一体，以气血辨证为纲进行整体辨证。根据病证性质，或活血化瘀，或益气清热，或疏肝解郁，或养血补肾，或化瘀养阴，或行气豁痰通络，或补气活血祛瘀。拟定了活血疏肝汤、加减四物汤、加减补阳还五汤、加减黄芪桂枝五物汤、加减丹栀逍遥散、活血通痹汤、益气温经汤、滋阴除痹汤等方药治疗创伤后发热、创伤后血肿、创伤后神经损伤、颈肩腰腿疼痛、创伤后肢体疼痛僵硬、强直性脊柱炎等，效果良好。郭氏强调整体辨证的另一重要含义是：要兼顾四时寒热辨证，自然界四气依四时各有盛衰，多夹伤致病。在辨证上要辨明四时寒热，有无兼证；在疾病预防上要依四时防寒热、防疠气、防风寒湿邪与外伤虫蛊侵及机体；在治疗上要兼而治之，方能取得良好疗效。

二、三原则

1. 整体辨证

平乐正骨强调人身是一个整体，为一个小天地，牵一发而动全身。一方面外伤侵及人体，虽然是某一部分受损，但必然影响全身气血经络，造成气机紊乱，瘀滞经络，医者必须从患者的整体出发，调理气机经络，才能收到良好效果。另一方面，伤及人体局部，往往兼有内脏与经脉等内伤，不可只看表面现象，而忽略、遗漏内伤，只看局部表现，而忽略全身症状。其三，全身的营养状况、情志变化对骨折的愈合及疾病的康复有着非常重要的影响。均应分清轻重缓急，按主次全身辨证施治，急则治其标，缓则治其本，或标本兼治以收良效。如骨折的早期，影响其修复的有骨折端出现的有害活动及瘀血气滞等；骨折后期影响骨折愈合及功能恢复的因素则多为受伤肢体和全身因长期制动而致的废用性改变，肝肾亏虚与气血亏虚等，医者都要全面的分析，在不同时期有所侧重地给予调理，才能修复损伤，早日康复。另外，因骨折愈合在不同时期，机体有不同变化，平乐正骨十分强调在早期用祛瘀接骨方药，中期用活血接骨方药，后期用补肝肾接骨方药，并应结合病人情况进行辨证施治。其四，人与自然万物也是一个有机的整体，自然界的四时四气变化等，无不与人体息息相关，直接影响着人的生产生活、生理病理，以及疾病的治疗与恢复。在治疗疾病的过程中，要根据四时四气等变化加以辨证调治，方能取得良好效果。

2. 内外兼治

平乐正骨内外兼治思想包括两种含义。其一指外伤与内损兼治：筋骨损伤，势必连及气血。轻则局部肿痛，重则筋断骨折、气滞血瘀，甚则内脏损伤，或致脏腑功能失调，更重者可致阴阳离绝而丧失生命。医者必须全面观察和掌握病情，内外兼顾，辨证施治，既治外形之伤，又治内伤之损。其二指治法：①内服药物与外敷药物同用；②既用药物辨证施治，又注意以手法接骨理筋。平乐正骨十分强调骨折、脱位手法复位，推拿按摩，理筋治伤，及以内服药物调理气血，以外敷药物消肿止痛。

3. 筋骨并重

人体筋与骨是相互依存、相互为用的。《灵枢经》记有："骨为干，脉为营，筋为刚，肉为墙，皮为坚。"一方面，骨骼是人体的支架，靠筋的连接才成为一体，发挥其支架的作用。骨为筋提供了附着点和着力点，筋则为骨提供了连接与动力。筋有了骨的支撑才能固定与收缩，发挥其功能；而骨正是有了筋的附着和收缩，才能显示其骨架和关节活动作用，否则只是几根散乱无功能的骨骼。另一方面，人体骨居其里，筋附其外，外力侵及人体，轻则伤筋，亦名软伤，重则过筋中骨，又名硬伤。筋伤必定会影响到骨的功能；反之，骨伤一定伴发筋伤并影响其功能。平乐正骨十分强调治伤要筋骨并重，认为筋健则骨强，骨强则筋健。即使是单纯的筋伤或骨折，从治疗开始也应注意不断维护、发挥骨的支撑和筋的约束与运动作用，互为利用，互相促进，才能加速疾病的痊愈，收到事半功倍之效。

平乐正骨的学术思想，不但继承了中医学的传统理论，而且不断创新发展，形成了一整套比较系统的治疗法则。

三、四方法

（一）治伤方法

1. 复位手法

骨折、脱位一般均有移位，这些移位若不恢复正常，则功能会受到一定的影响。因此，在治疗上要求尽可能达到解剖复位。但医者须知，无论多熟练、巧妙的复位手法，都可能造成的新的损伤；而不熟练和粗暴的手法，将会造成严重损伤，影响创伤的愈合和功能的恢复。为此，平乐正骨十分强调，医者要在掌握伤部生理解剖的基础上熟练掌握复位手法，综合分析病情，在辨证的基础上进行手法复位，以恢复其正常形态，为功能恢复打下良好的基础。平乐正骨强调以功能复位为前提，解剖复位为目标，不影响功能恢复为原则施法。切忌不顾一切盲目追求解剖复位而反复施法，而造成筋肉、气血的过多损伤而影响伤愈与功能恢复。共九法十三则。

（1）拔伸牵引法：包括拔伸和牵引两则，为骨折、脱位复位常用的基础手法。也可用于关节挛缩的治疗。①拔伸：一般情况下不需助手，多为医者拔患者伸，由轻到重，使肢体伸向远端。常用于创伤引起的关节挛缩及手足部位的骨折脱位复位。用时短，用力较小。②牵引：力大、用时相对较长，往往需助手及器具配合。根据用时的相对长短可分为：短时牵引和持续牵引。短时牵引：常用于上肢骨折脱位及儿童骨折脱位的复位。多需两位助手分别站于患部的远近两端，把持肢体或借助布带等器具固定肢体，对抗牵拉，矫正骨折重叠、成角移位或关节脱位重叠畸形，有利于脱位与骨折的复位、成角的矫正。一般用时 3～5 分钟。持续牵引：须借助器具且用时超过 1 小时。分为骨牵引、皮牵引、布兜牵引与固定带牵引等。用于一次性复位困难或不宜一次性复位的患者。如肌力强大的下肢骨折、危险的颈椎骨折、脱位等。

（2）推挤提按法：包括推、挤、提、按四则。①推：为单向用力。②挤：包括单向推挤与双向对挤，推、挤二则常联合运用。③提：使下陷复起。④按：使高突平复。此法四则为骨折脱位复位的主要手法，常须有机联合运用，在有效牵引的基础上施法，才能收到良好效果。

（3）折顶对位法：也叫成角对位法。①骨干折顶对位法：使两骨折端在成角状态下断端相对，令助手固定骨折近端，医者一手把持固定骨折部，使之不得移位，另一手持骨折肢体远端，向成角方向轻缓推摆，使成角平复，即可得到满意复位。用于长管状骨骨折，骨折后由于筋肉收缩，两折端常重叠移位，加之局部血肿，组织张力增加，牵拉复位较困难者。②干骺端折顶对位法：令助手固定骨折近端，医者双手把持固定骨折部远端，对抗牵引 1～3 分钟，在维持牵引情况下，医者突然发力，迅速使两骨折端在成角状态下断端相对，同时反折平复骨折。用于长管状骨干骺端骨折的复位。

（4）嵌入缓解法：嵌入往往有三种：①骨折槎插进肌肉、骨膜、筋膜或皮下组织中。②移位的骨块嵌入关节间隙内。③脱位的关节头被周围肌腱、关节囊或其附属结构缠绕嵌顿，不能缓解、还纳。三种情况由于嵌入组织阻挡难以复位，须将嵌入的组织缓解拨出才能有效复位。嵌入缓解法比较复杂，总体来讲，须在保持肌肉肌腱松弛的情况下，顺势缓缓扩大畸形，推送嵌入组织，解除其锁扣状态，或借力拉出嵌入骨块。

（5）回旋拨槎法：是矫正骨折槎背向移位的方法。骨折槎背向移位多见于长骨干骨折及儿童肱骨外髁翻转骨折。由骨折后瞬时旋扭暴力、肌肉牵拉或搬运不当造成。如盲目牵引手法不当，不仅复位困难，且易造成新的软组织损伤，运用回旋拨槎法可有效解决这一难题。具体方法是：详细询问病史与搬运史，分析移位机理与移位通道，保持肌肉肌腱松弛，原移位通道通畅，医者一手持骨折近端，另手持骨折远端肢体，顺移位通道回旋拨送骨折远端，多能矫正背向移位。

（6）摇摆推顶法：适用于骨折复位后尚有残留移位，或横断骨折有部分移位者。在维持牵引的情况下，医者双手捏持骨折端，根据移位情况，做 30°范围内的摆动，矫正骨折残余移位后，医者维持对位，令助手缓缓放松牵引，远端助手沿肢体纵轴向近端轻轻推顶，使两骨折端更加严密对合、稳定。

（7）倒程逆施法：又叫原路返回法，多用于关节脱位的治疗。根据脱位发生的过程，采用手法，反其道而行之，使脱位一步一步回归原位。

（8）旋撬复位法：用于正复肩、髋关节脱位。根据脱位关节的解剖特点及损伤机制，利用杠杆原理，旋转撬动关节，使其复位。运用此法，只需一助手固定关节近端，医者持关节远端肢体，顺势牵引，并在维持牵引力情况下，根据脱位方向，缓缓收展旋转屈伸关节，即可使之复位。如：髋关节的"？"复位法和肩关节的旋转复位法。

（9）撬拨复位法：借助钢针等器具，侵入肌体，撬拨骨折端或嵌入折端及关节间隙的交锁组织，解除交锁，并结合手法使骨折与脱位复位的一种手法。须在无菌及麻醉条件下进行。消毒皮肤，铺无菌手术巾。局部麻醉后，一助手固定关节近端，医者一手持关节远端肢体，一手持钢针，自伤部刺入组织直达病所，拨出交锁组织，或撬拨骨折端，配合牵引与手法，使之复位。用于嵌顿型骨折脱位及难复型骨折脱位。

2. 治筋手法

治筋手法是治疗骨伤科疾病的基本手法之一。平乐郭氏正骨认为：①损伤往往首犯筋肉。"骨为刚，肉为墙"，外力侵及人体，造成损伤，轻者仅及皮肉，为肿为疼；重者过筋中骨，而致骨折、脱位；再重者，可连及脏腑，危及生命。然而，不管何种损伤，虽有轻重不同，时间久暂之异，但都或轻或重伴有一定程度的筋肉伤，因而临床上常见大量筋伤患者。②筋伤伴随骨伤始终。"筋者，束骨利关节也"，筋为骨所依，骨为筋所附。平乐郭平氏正骨非常重视筋骨的互相依存及互相为用关系，在治骨的同时，强调治筋的重要性。强调只有筋骨并治，才能使疾病早日康复。③筋伤往往伴随气血损伤。认为伤一发而动全身，强调在治筋时必须注重疏通调和气血，气血调顺，治筋方能奏效。所以，伤科治筋非常重要。通过相应的手法治疗，既能舒筋活血，消肿止疼，又可调理气血，强壮筋骨，通利关节，使损伤肢体恢复正常功能。共四法十六则。

（1）揉药法：是平乐郭平氏正骨常用的治筋手法。分散剂与液剂揉药法两则。是药物与手法相结合、相互促进的治疗方法。利用药物行气活血，结合按摩通经活络，开毛窍，促进药物吸收，相得益彰。①散剂揉药法：平乐郭平氏正骨揉药法运用祖传特效药展筋丹与其特有手法相结合，达到治疗目的。常用穴位揉药法、疼点揉药法、关节处揉药法以及展筋丹揉药法。展筋丹的具体用法：将展筋丹装入鼻烟壶瓶内，用时以拇指指腹蘸展筋丹粉少许，然后将拇指置于选好的揉药点上，其余四指固定在肢体上，以拇指在局部皮肤上做旋转揉摩活动。手法宜轻，只起到摩擦作用，不能使局部皮肤活动，使药物渗入皮内吸收，每次旋摩 50～100 圈，以药尽为度，每日可进行1～2次，每处揉药3～5点，每点揉药3～5次。②液剂揉药法：常用的液剂药物为展筋酊、白酒和红花樟脑酒水等。

（2）理筋法：具有活血化瘀、消肿止疼、舒筋活络、宣通气血等作用，其中包括揉摩法、捏拿法、推按法、捋顺法和分筋法五则。

（3）活筋法：活筋法是一种恢复机体生理能力活动的被动性关节活动法，是理筋治疗手法中非常重要的一种手法。不管骨折或脱位，跌扭伤筋，都适合于活筋治法。活筋法能使强硬的关节灵活，挛缩的筋肉舒展；筋弛无力的肢体恢复筋肉力量；肿疼的部位气血和顺，肿减疼止；另外，对劳损和痹证引起的肢节筋骨疼痛，也有很好的效果。

活筋法可每日进行1次，每个关节活动3～5次，应先轻后重，再轻收功。每次活筋达到患者的最大耐受程度。可根据每次治疗时患者的反应，调整手法的轻重。即每次活筋后，若患者立即感到轻快，病情有所好转，即说明手法恰到好处；若活筋后没有一定反应，说明手法过轻，达不到治疗目的；若活筋后病情加重，经过休息仍不能缓解者，说明手法过重，应根据情况加以调整。

平乐郭氏正骨常用的活筋手法，有伸屈法、收展法、侧屈法、旋转法、环转法、抖摆法、牵引法七则。

（4）通经活络法：常用于以上三法之后，用以安抚、疏通周身的气血，通经活络，其中包括循经点穴法和拍打叩击法二则。

2. 固定方法

固定是利用器材把骨折的两端或肢体固定在一定位置上，是维持骨折或脱位对位的重要条件，也是保证骨折脱位在愈合过程中，避免再损伤的重要措施。平乐正骨固定法的特点可概括为"效""便""短"三字。

①效：指有效而言。平乐正骨十分强调外固定首先是要"有效"，即能够限制各种不利于创伤修复的活动，保留、保护各种有利于创伤修复的活动。在固定治疗中，不管采用何种固定方法，使用固定物的多少，固定器材的选择和使用，及固定的松紧度都以能发挥有利于骨折愈合的活动，控制不利骨折愈合的动和各种力的作用，确保骨折端（和脱位）复位后的对位和稳定，使骨折能在正常的情况下愈合，或加速愈合，促进骨折创伤修复与功能恢复。②便：指轻便、简便和方便而言。即在有效固定的前提下，固定物应尽可能轻巧，固定方法尽可能地简便。要求固定材料取材方便，便于操作与掌握，尽量不影响透视与拍片效果等。平乐正骨小夹板系列及在其基础上研制出的系列经皮外固定器具充分体现了这一优势。轻便、简便、方便，同时，具有良好的固定效果，又不影响X线检查，有利于功能锻炼和恢复。③短：指固定时间和固定物而言。一指固定时间要尽可能的短，因为再轻便的固定，都限制了机体一部分的活动，使机体某些机能废用，造成气血停滞，影响骨折愈合和功能恢复。因此，在保证达到固定目的的前提下，固定时间越短越好。一旦骨折达到临床愈合，尽早解除固定，配合正确的功能锻炼，促进功能的恢复。切不可盲目追求保险，无原则延长固定时间，而影响功能的恢复。同时，也不能盲目追求早期解除固定，忽略了临床愈合标准的要

求，而影响骨折愈合，或造成骨痂断裂及骨折再移位等。二指固定物在保证固定效果的基础上应尽量地短、小。

简而言之，平乐正骨的外固定原则是"效、便、短"。平乐郭氏正骨具有代表性的固定法是根据此原理，在此原则基础上研制出的固定效果良好的系列塑形夹板及一系列经皮复位固定器具。

3. 药物疗法

在药物治疗上，平乐郭氏正骨提出了"破、活、补"三期用药，即"早期祛瘀接骨，中期活血接骨，后期补肾壮骨"的辨证施治原则，使骨折药物治疗有章可循，成为治疗骨折的"法"和"纲"。平乐正骨药物治疗以"整体与局部并重，内治与外治并举"为原则，以八纲、脏腑、经络、卫气营血、三焦等辨证方法为依据，以气血辨证为纲，辨病与辨证相结合，标本兼治，以恢复人体阴阳平衡。

（1）内服药：内服药为三期分治。早期主证多数为瘀滞，治以活血逐瘀为法；中期主证多为经络不通，气血不和，治以通经活络为法；后期主证多为气血、肝肾亏损，治以益气血、补肝肾为法。

（2）外用药：外用药亦为三期分治。早期多为局部瘀肿、疼痛，治以消肿散瘀止痛为法；中期多为瘀血阻滞，治以活血散结为法；后期多为筋肉消瘦，关节不利，治以温通利节为法。

4. 功能疗法

功能疗法是平乐郭氏正骨的精髓之一，是"动静结合"的重要组成部分，是功能恢复的关键。适当的功能疗法可促进气血循行，使瘀血消散，舒筋活络利关节，防止肌肉萎缩与骨质脱钙疏松等，是促进伤痛减轻和骨折愈合、恢复患肢原有生理功能的重要手段。既可用于骨伤科，也可用于其他疾病的康复治疗。平乐正骨功能疗法强调贯穿于疾病治疗与康复的全过程，与手法、固定、药物等疗法并驾齐驱，相辅相成。

第二节　平乐正骨的主要成就

正所谓："风雨迢迢正骨路，硕果累累平乐人。"据不完全统计，由平乐正骨人创建的医院与研究所，共有河南省洛阳正骨医院、河南正骨研究院、郑州市骨科医院、深圳平乐骨伤科医院、孟津县平乐骨科医院、兰州中医骨伤科医院、兰州郭宪章骨伤研究所、河南风湿病医院、漯河协荣郭氏骨病医院等 20 余家。

平乐郭氏正骨第五代传人高云峰先生于 1956 年建立洛阳专区正骨医院，1958 年建立中国第一所中医骨伤科学院——河南省平乐正骨学院，1959 年建立河南省平乐正骨研究所。洛阳专区正骨医院现已更名为河南省洛阳正骨医院，目前已成为全国中医骨伤专科医疗中心、全国重点中医专科（专病）建设单位、全国中医骨伤科医师培训基地、国家博士后科研工作站、国家药品临床研究基地、三级甲等中医医院。多次受到国家及省、市有关部门的表彰和奖励，先后被洛阳市卫生局授予"廉医诚信为民医院"，被河南省中医管理局授予"河南省中医医院管理评价先进单位"，被河南省卫生厅授予"河南省卫生系统构建和谐医患关系工作先进单位"，被卫生部、人事部、国家中医药管理局授予"全国卫生系统先进集体""中医名院"等荣誉称号。自建院以来，医院在挖掘、继承、创新平乐郭氏正骨医术的基础上，坚持科教兴院的方针，围绕提高医疗质量这一中心，发挥科技支撑的作用，坚持医、教、研、产一体化发展的道路，研究发展平乐郭氏正骨技术。现已拥有组织工程实验室、国家中医药科研三级实验室——骨代谢与骨质量分析实验室、病理实验室、生化实验室、药物实验室、生物医学工程实验室、脊柱外科实验室、显微外科实验室、SPF 级动物实验室等 9 个基础实验室，已成为全国规模最大、技术最先进的正骨治疗与科研中心。这棵建院初期的杏林幼苗，而今已成长为枝繁叶茂的参天大树，结出了喜人的丰硕果实。

一、科研成果

（一）医院早期部分研究成果展示

1. 中西医结合治疗外伤性陈旧性关节脱位

1978 年，郭维淮先生任洛阳正骨医院院长和正骨研究所所长之后，他率领全院员工，秉承前学，锐意创新，在艰苦的条件下研发了多种创新性技术，给劳苦人民带来了希望。例如，陈旧性关节脱位超过 3 周就难以用手法复位，郭维淮先生以"能中不西，中西医结合"为原则，运用手法整复治疗外伤性陈旧性关节脱位，使 2 个月以内的脱位患者均可得到满意的整复效果，而且比手术切开复位功能恢复的快，这项"中西医结合手法复位治疗外伤性陈旧性关节脱位"的研究成果，荣获了 1978 年全国科学大会重大科技成果奖，标志着平乐郭氏正骨的医术达到了新的高度。

2. 中西医结合手法治疗肱骨外髁翻转骨折

肱骨外髁翻转骨折一病，由于外力和附着于骨折块上的肌肉牵拉力，造成的翻转移位很难复位，西医不少同行主张手术切开复位。郭维淮先生在运用平乐郭氏正骨手法的基础上，结合局部解剖结构特点，总结了其骨折的三种类型以及相应手法，是全国最早通过手法复位、小夹板固定而治愈的骨折案例。此项"中西医结合手法整复肱骨外髁翻转骨折"的研究，荣获了 1978 年全国医药卫生科学技术大会重大科技成果奖。

3. 小夹板固定

随着科学的发展，特别是 X 线机的出现，使得平乐正骨的主要固定方法——黑白布竹片固定法的不足之处逐渐显现出来。外固定的革新势在必行。为此，在全面继承平乐郭氏正骨技术的基础上，当时的平乐正骨人下了一番工夫。平乐郭氏正骨第六代传人郭维淮在母亲高云峰的积极支持和参与下，一场轰轰烈烈的外固定革新开始了。研究、讨论、试用、改进，经过不断探索和反复改良，全套的木质小夹板终于研制成功了。小夹板分直板和塑形板，早期的直板选用桐木、杉木、松木等，塑形板选用柳木，后来改用可以灵活塑形的胶合板替代。小夹板的长短、宽窄、尺寸均有相应的标准，上肢夹板和下肢夹板按成人用和儿童用，又分别分为大、中、小3个型号，所有类型的小夹板均由专职木工制作，基本满足了四肢常见骨折的固定要求。其中，在郭维淮指导下而研制的"超踝夹板"，对不稳定性踝部骨折的治疗，固定优良率及功能恢复率都优于其他疗法，该项研究于1985年荣获国家卫生部乙级成果奖。

　　小夹板轻巧灵便，经济实用，一经问世便风靡全国，并受到国外同行的称赞，仿佛一夜之间，骨伤科便进入了小夹板时代。小夹板的普及应归功于天津市天津医院（天津骨科医院）的及时总结和宣传，这也导致许多人只知道天津小夹板，却没听说过洛阳小夹板。实际上，天津和洛阳在小夹板的研制应用都处在同一起跑线上，在小夹板研制的起始阶段，两地不断相互往来，参观交流。两地小夹板亦有不同之处：天津小夹板较短、较窄，固定不超关节；洛阳小夹板较长、较宽，多是超关节固定。各自也都有自己的特点，从广义上讲，两者都是中国的小夹板，是中国中西医结合的产物。小夹板的诞生，是中医和西医共同努力的成果，是我国骨伤科发展史上一座新的里程碑。

4. 洛阳皮瓣

　　"洛阳皮瓣"是平乐郭氏正骨中西结合治疗骨伤方面的代表之作。所谓"洛阳皮瓣"，是洛阳正骨医院运用显微外科技术发明的小腿内侧肌间隙血管皮瓣（带血管胫骨皮瓣）移植和腓骨（腓骨皮瓣）移植术的简称，国际骨伤界为了便于记忆和推广，在教科书和各种文献中，将这两项技术合称为"洛阳皮瓣"。它是国内外首创，主要应用于患者因严重创伤、骨髓炎、骨坏死、骨不连等疾病而引起的四肢皮肤、肌肉、骨骼严重缺损的治疗。该技术经过一次手术就能解决骨缺损和皮肤缺损两大难题，改变了过去同类手术复杂、成功率低、患者痛苦大、费用高等弊端，这在当时的国际骨伤界引起了很大震动，不少国外专家和国内西医专家对中医医院能够发明出如此先进的技术感到惊讶和赞叹。这项技术于1978年荣获全国科学大会重大科研成果奖，被国家中医药管理局列为实用医疗技术向全国推广。

5. 钳夹固定治疗小腿不稳定型骨折

　　1979年，洛阳正骨医院将"钳夹固定治疗小腿不稳定型骨折"的技术应用于临床，并于1982年通过省级鉴定，获得河南省医药卫生科技进步二等奖。该技术是术前先以活血化瘀药物外洗或内服，促使局部肿胀消退，用小夹板或石膏托固定3～5天后施术。经手法整复使骨折复位满意后，局麻下进行加压固定，将固定钳对准两骨折端，使钳尖经皮肤进入骨质约0.2cm，抬起患肢，骨折不再移位即可。局部消毒，无菌敷料包扎，外用小夹板固定。开放性骨折待伤口基本愈合时，行钳夹固定。术后每 3 ～ 5 日透视复查 1 次，以防固定钳滑脱及骨折移位。骨痂形成，临床愈合后（一般 5 ～ 8 周），拆除固定钳，保留小夹板固定。术后一般 2 ～ 3 周即可下床活动，卧床时间短，患者痛苦小，复位好，固定牢固，骨折愈合快，操作简便而优于重力牵引等疗法，现已推广至全国。

6. 平乐内服接骨丹

中华人民共和国成立后，通过中药对骨折愈合作用的临床及实验研究，认为中药有促进骨折愈合的作用，但在临床应用方面，却不像手法复位、夹板固定那般普及。骨折治疗的用药问题，仍受西方医学的影响，没有被列入常规治疗。为正确认识用药的必要性，提高骨折疗效，在临床使用认为有效的基础上，河南洛阳正骨研究所于 1986 年采用"平乐内服接骨丹"，进行动物实验及同位素放射自显影术，从细胞水平研究"平乐接骨丹"促进骨折愈合的作用和临床应用价值，使其在临床上得到合理推广和使用。

7. 撬式架固定治疗肱骨髁上尺偏型骨折

平乐正骨人也同样关注对后遗症的治疗，肱骨髁上骨折是一种小儿常见的骨折，因骨折部位接近肘关节，复位和固定困难，尤其是尺偏型骨折后遗症——肘内翻的发生率高达 90%，肘内翻往往给患者造成工作和生活上的不便及精神上的痛苦，这在当时是一个重大难题。1986 年，平乐正骨人根据复位手法用力的原理，设计了撬式架固定治疗肱骨髁上尺偏型骨折，从治疗效果上看，确实达到了预期目的，消除了因固定不牢骨折再变位所引起的肘内翻因素。

（二）建院初期，硕果背后的风雨故事

正骨医院的早期成就，浸透了平乐正骨人的智慧、汗水甚至鲜血。20 世纪 60 年代，医院就已建立了随访制度。俗话说"伤筋动骨一百天"，患者在治疗后一般选择在家休养，为深入观察患者的治疗效果，筛选出更有效的治疗方法，并建立资料档案，掌握疾病的发展规律，在通信技术仍不发达的年代，平乐正骨人想出了各种随访办法，甚至上门随访。

平乐正骨人还积极参加学术研讨会议，聆听学习专家学者的研究成果、关键技术，开拓了眼界；在会上与参会者交汇思想、碰撞火花、启迪思维、破解难题；会后进行院内汇报，与全体同仁分享新知识，启迪新思想。

骨深藏于组织下，肉眼不可见，放射线的引进，使医者不用切开就能观察到患处，明确了诊断。对骨折进行整复时运用放射线，更能指导操作，使复位达到最佳效果。但放射线如同无形杀手，对人体危害很大，其造成的伤害往往是不可逆转的。正复室内虽然备有防护用的铅围裙和铅手套，但穿戴起来会影响手法操作的精确性。为了达到准确满意的复位，使患者能够早日痊愈，平乐正骨的弟子们常年在放射线下徒手为

患者进行整复。遇到难以整复的骨折或脱位，大家轮番上阵，经过反复摸索和不断努力，才最终使骨折脱位得到准确复位。经过对复位手法的不断研究改进，对于一些复杂的骨折脱位，大家终于掌握了其变位规律和手法要领，有时甚至不用麻醉，便可在几分钟内完美复位。然而，一套精巧手法的练就绝非一朝一夕之功，许多医生的双手被放射线无情地灼伤了。姜友民主任双手溃烂，张茂主任截去了双手中指、付光瑞主任截去了右手中指……包括郭维淮先生在内的老一代平乐正骨人，他们的双手都不同程度地留有被放射线灼伤的痕迹。这些平乐正骨的老专家们都将自身健康置之度外，正是凭借着这种甘于为医学献身的精神，一代又一代的平乐正骨人前赴后继，传承创新，用他们的智慧和汗水书写着平乐郭氏正骨发展史上的辉煌。

（三）1978～2017年主要科研成果

平乐正骨人秉承着"务实、创新"的精神，解决了一个又一个的骨伤难题，为骨伤治疗和预后增添新策。凭借扎实的科研创新能力，截止2017年，仅洛阳正骨医院一家，已获得厅局级以上科技成果奖200余项（详见"附件一"），各项专利190余项（详见"附件二"）。

二、药物、器械研发

药物疗法是平乐郭氏正骨特色诊疗的重要组成部分。一直以来，医院坚持以平乐郭氏正骨祖传方剂临床应用为基础，不断创新传统制药工艺，完善三期用药体系及内部制剂评价体系。为更好地满足患者用药的安全性和有效性，医院投资400万元新建制剂室，完善配套设施，优化生产流程，推动制剂水平再上新台阶。另外，医院还积极建设标准化"放心中药房"，使医院的中药采购、储存、调剂、饮片炮制、中药煎煮等工作更具特色，制剂管理更趋规范化和科学化。

经过多年建设，医院已逐步形成了范围广、剂型多、质量高的制剂体系，共有9种剂型，35种制剂。逐步建立了"科有专病、病有专药"的用药体系，疗效确切，倍受患者好评。如风湿科系列制剂、骨髓炎科系列制剂、小儿骨折系列制剂、骨关节病系列制剂等。

洛阳正骨药厂与洛阳正骨医院相辅相成，药厂现在已经拥有五个具有自主知识产权的产品：筋骨痛消丸、独一味颗粒、颈康胶囊、滑膜炎片和豨桐胶囊。其中拳头产品平乐郭氏正骨祖传秘方"筋骨痛消丸"，为国家中药保护品种、国家重点新产品、河南省优质产品、国家火炬计划项目、国家中医药科技成果推广项目。在治疗骨质增生、慢性劳损引起的颈肩腰腿痛、跟痛症、急慢性软组织损伤，以及骨折后肢体肿胀、疼痛、活动受限等效果良好。

目前，医院中药制剂使用率达到100%，销售收入占药品总收入的11%以上，在治疗骨科疑难杂症中发挥着不可替代的作用。2012年，医院被国家中医药管理局批准为"十二五"临床中药学重点学科单位、"十二五"临床药学重点专科协作组成员。

洛正医疗器械厂成立于 1992 年 10 月，主要生产平乐郭氏正骨固定器械，产品有付氏钳、鹰嘴钳、鳞纹针、髌骨抱聚器、跟骨反弹固定器、板式牵引架等，这些产品为该厂独家生产，并获得了国家发明专利。

三、著书立说

从郭树信开始，平乐郭氏正骨传人便一直注重"著书育人"，到郭维淮先生这一代，已发表专著共 12 本。后人在其基础上进一步创新和发展，首先对常见中医骨伤病症进行整理总结，编印了《骨伤常见病症诊疗规范》，提高了中医治疗比例及成功率，规范了医师诊疗行为，控制了患者医疗费用。其次，编写《骨科膳食学》《骨伤护理案例》《骨伤患者健康教育》等系列书籍，创编正骨操，将中医骨伤科预防、护理和保健工作做实做细。已出版的多本专著获得厅局级以上奖励：《平乐正骨》获河南省科技进步一等奖及"康莱特杯"全国中医药优秀学术著作一等奖；《腕关节损伤》获河南省医药卫生科技成果二等奖，为手外科治疗增添了新策；《现代创伤与急救》获河南省医药卫生科技成果二等奖；《踝关节外科》获河南省医药卫生科技成果三等奖；《骨生理学》获河南省中医药科技成果二等奖；《实用骨科护理学》获河南省中医药科技成果二等奖及"康莱特杯"全国中医药优秀学术著作优秀奖；《肘关节损伤》获河南省中医药科技成果二等奖；《平乐正骨郭维淮》获河南省中医药科技成果一等奖等。

第三节 平乐郭氏正骨集大成者——第六代传人郭维淮先生

郭维淮，男，1929 年 8 月出生，洛阳市孟津县平乐镇人。主任中医师，全国著名中医骨伤科专家，平乐郭氏正骨第六代传人，国家级非物质文化遗产"中医正骨疗法"传承性代表人，国家人事部、卫生部、国家中医药管理局确认的首批全国老中医药专家学术经验继承人指导老师，1995 年荣获国家人事部、卫生部、国家中医药管理局颁发的全国卫生系最高荣誉——"白求恩奖章"。任中华中医药学会终身理事，《中医正骨》杂志总编辑，曾任河南省洛阳正骨医院、河南省洛阳正骨研究所名誉院长、所长等职。曾任中华中医药学会理事、中华中医药学会骨伤科专业委员会第一届委员会副主任委员，中华中医药学会骨伤科分会第二、三届理事会顾问，全国高等中医院校骨伤研究会副会长，河南省中医学会副会长，河南省中医骨伤科学会委员等职。1956 年、1959 年分别被评为全国先进工作者，出席全国先进工作代表会议和全国劳动模范群英会。当选全国第五届、第六届人大代表，河南省第七届人大代表。1991 年被国务院授予"国家有突出贡献专家"的荣誉称号，1993 年被河南省委、省政府命名为"河南省优秀专家"，2005 年被聘为世界中医药学会联合会骨伤科专委员会首席顾问，2005 年 8

月荣获中华中医药学会"国医楷模"称号。2006 年 10 月被选为中华中医学会骨伤科分
会第四届委员会顾问委会主任委员，同年 12 月荣获中华中医药学会"中医药传承特别
贡献奖。"2007 年获全国"中医名师"称号，2008 年被河南省中医管理局授予"河南
中医事业终身贡献奖"。

一、光大正骨家族

郭维淮先生在父亲郭灿若、母亲高云峰的口传手授下，刻苦钻研正骨医术，14 岁
便开始独立行医。中华人民共和国成立之初，父亲郭灿若去世，郭维淮先生便与母亲
高云峰一起，晴天在门口的老槐树下，雨天在大门楼内，一条板凳，一个拌药碗，迎
接来自四面八方的骨伤患者。不足 20 岁，他便誉满中原。1952 年，他离开家庭诊所，
历任洛阳专区医院中医门诊部副主任、主任，洛阳市第二人民医院（现为洛阳市中心
医院）骨科主任。1956 年，他和其母亲高云峰一起把家庭诊所扩展成洛阳专区正骨医
院；1958 年，他协助母亲高云峰创办了全国第一所中医骨伤科学院——河南省平乐正
骨学院，成为中医骨伤科高等教育的开拓者之一。他自编教学计划及大纲，并主持编
写了《正骨学讲义》作为教材，成为国内第一部中医正骨学教材，开创了一整套平乐
郭氏正骨教学方法，使中医骨伤科走上了正规化教育之路。1981 年开始，受卫生部委
托，河南省洛阳正骨医院陆续主办了多届全国骨伤科医师进修班，到 20 世纪 90 年代，
全国各大正骨医院、综合医院正骨科、中医学院的正骨专业负责人或业务骨干，80%
都是平乐正骨出身。1989 年创办了国家级学术刊物——《中医正骨》，为弘扬中国传统
医学，提高中医骨伤科学术水平和医疗、科研、教学质量，促进中医骨伤科现代化服
务。从医 60 多年来，郭维淮秉承家学、弘扬中医学，主编和参编的学术著作有《简明
正骨》《中医骨伤科学》《平乐正骨》《中国骨伤科学（卷二）——诊断学》《中国骨伤
治疗彩色图谱》等。

二、医术精湛国医圣手

自 1983 年以来，郭维淮多次应中央保健局之邀，赴北京为多位中央领导人诊病，
都取得了满意的疗效。1987 年，某中央领导因长期患腰痛，著名的专家治疗均无效，
最后中央保健局邀请郭维淮先生到北京为该领导诊病。他根据该领导体质，采用辨证
施治，内服中药，运用平乐正骨按摩活筋手法进行推拿按摩，并配合点穴按摩，仅 7
天时间，就有显著的疗效。由此名声大震，声闻中外，很多国际友人也慕名前来。

三、学术思想集大成者

郭维淮先生一直辛勤耕耘在中医骨伤医疗、教学、科研和管理的第一线，学术上
造诣颇深，贡献尤著。1995 年，郭维淮通过对平乐郭氏正骨学术理论和方法进行系统

整理，出版了《平乐正骨》一书。

《平乐正骨》共五篇，主要内容包括平乐正骨发展史、学术思想特点、伤科基础理论、伤科检查法、正骨手法、固定方法、功能疗法、药物治疗、急救处理、骨折、脱位、软组织损伤、劳损及骨伤科杂症等。其内容主要来源于洛阳正骨医院和研究所30多年的临床实践，是对平乐正骨经验的一次全面系统的总结，是院所全体同仁集体智慧的结晶。

《平乐正骨》是一部融平乐郭氏正骨学术思想、医疗技术精华与流派风采于一体的巨著，全书近130万字，插图1445幅，图文并茂，学用一致，继承与发扬同步，可谓老中医经验方面的一项重大工程。时任卫生部副部长兼国家中医药管理局局长胡熙明亲自为这部巨著作序。

时任卫生部部长、中华医学会会长陈敏章的题词是："继承优良传统医药，不断推陈出新。"原卫生部部长、中华全国中医学会会长崔月犁的题词是："发扬中医正骨特长，培养高级专科人才。"时任卫生部副部长张文康的题词是："平乐正骨，杏林奇葩。"时任中国工程院院士、中医内科学专家董建华的题词是："祖传平乐正骨，造福广大人民。"足见这部巨著在当时的学术地位和社会影响力。

书中明确提出平乐正骨的学术思想为"三原则、四方法"，突出了中医整体辨证，动静互补。这些原则和方法使骨折的中医药治疗有章可循，成为中医治疗骨折的"法"和"纲"，提高了临床诊断的准确率和治疗的有效率。

在继承的同时，郭维淮不拘泥于古，思路开阔。对于郭氏祖传的"正骨八法"，他与母亲在长期的实践中总结提高，并制定每项的操作方式、适应证、禁忌证、使用原则等，把平乐郭氏正骨临床经验和学术理论向前推进了一大步。

郭维淮先生吸收各家之长，辨证用药从整体观念出发，总结出了平乐郭氏正骨用药的一套方案。他认为，跌打损伤由于外力侵入人体，必然"行伤作肿""气伤作痛"。轻的导致局部肿痛；重的导致气血瘀滞，经络不通，影响脏腑不调，出现全身症状，如发热腹胀、大便不通等。治疗上，用药不外内服、外用两大类，其原则不外"破、活、补"三法。同时，他站在科学的高度，对百年流传的平乐郭氏正骨祖传秘方加以分析，运用生化、病理、药理等现代科学理论，使其不断完善，大大提高了疗效。

郭维淮一生论文、著作颇丰，发表的论文主要有《利用现代科学方法研究平乐郭氏正骨》《郭氏正骨八法十二则解析》《79例外伤陈旧性胯关节脱位手法复位治疗总结》《不稳定型踝部骨折的非手术治疗》《养血止痛丸治疗软组织损伤的临床观察》《养血止痛丸治疗骨质增生的临床观察》《筋骨痛消丸治疗膝关节增生性关节炎的临床研究》《加味益气丸对小鼠抗应激作用的实验研究》《加味益气丸对小鼠免疫功能的影响》，这些论文相继发表在《中国中医骨伤科杂志》和《中医正骨》等国家级杂志上。出版的主要著作有《正骨学讲义》《简明正骨》《中医骨伤科学》《中国骨伤科学（卷二）——

诊断学》《平乐正骨》《洛阳平乐正骨》等。

四、中西医结合革新路

1978 年，改革开放伊始，郭维淮先生担任河南省洛阳正骨医院院长，同时兼任河南省正骨研究所所长。他认为中医不能排斥手术疗法等现代科学技术，因此，他率领全院职工大胆改革，拼搏奋进，学术上既保留平乐正骨之精华，又善于利用现代科学技术，融合并打造新的正骨技术。

为了解决骨皮缺损、假关节等方面的问题，他领导科研人员开展小腿外侧肌间隙血管皮瓣——腓骨（腓骨皮瓣）移植和带血管胫骨皮瓣移植术的研究，这些均为国内首创，被国内外学术界称为"洛阳皮瓣"，并被写入高等院校骨伤科教材中。他从减少患者痛苦的角度出发，发扬平乐郭氏正骨特点，与其母亲高云峰一起，巧妙地将手法治疗与生物学治疗骨折机理相结合，探索出不用开刀也能使患者短期内骨折复位愈合的独到疗法，有力地解决了外伤性陈旧性关节脱位、儿童肱骨外髁翻转骨折及骨伤患者在治疗中疼痛难忍等问题。

五、大医传家，正骨、正己、正人

郭维淮先生为人光明磊落，坚持"正骨、正己、正人"。在医德方面提出"为人民服务也要无菌操作"的服务理念，要求徒弟、子女不能收患者任何礼物，患者"早到早治，晚到晚治，吃饭停箸，睡觉罢眠"。

从医几十年，他没有拒绝过患者，即使满屋子都是患者，他对每一位患者也都耐心诊治，从未厌烦和急躁，并对子女说："患者大老远赶来看病，有的是从很偏远的山村辗转而来，他们本身已很痛苦了，无非是想多了解一下自己的病情，以及怎样花最少的钱而且还能治好病，怎么能不给他们讲清楚呢？"

郭老也从没有收受过患者任何礼品。2000 年，他严肃地对四个从医的子女说："我要你们向我保证，一不准吃请，二不准收礼，三不准脱岗捞外快。"与他相伴一生的老伴，平乐郭氏正骨第六代传人、主任中医师谢雅静曾这样说自己的丈夫："老郭参加革命 40 多年了，但他永葆共产党员的清纯本色，他对家庭和子女们的影响很大。为了中医骨伤科事业的发展，他严格要求全家与党的医疗事业保持一致，一定要把中医正骨宝贵遗产继承好，使其发扬光大。"

他曾经说过，自己脑子里想的全是患者和他们的病情。他自开始行医的那日起，就在心中牢记古训："医者，父母心也。"为了达到准确满意的复位，使患者能够早日痊愈，他不顾自身安危，常年在放射线下徒手为患者进行整复，后来手背留有被放射线严重灼伤的痕迹。看着他伤痕累累的双手，人们都心疼地劝说他做好防护，朴实的郭老都回答说："平乐郭氏正骨讲究手法复位，过去一直是靠手的感觉接骨对合，有了 X

光机后，为更好地让患者的骨骼复位，就在 X 光下工作。虽说有铅手套，但戴上后很不方便，一急，就赤手上阵了。"（图 6-1）

为了表彰郭维淮先生在正骨事业上的重大贡献，1995 年，卫生部给他颁发了共和国对医务工作者的最高奖——"白求恩奖章"。那金灿灿的"白求恩奖章"，无言地昭示着郭维淮老院长对正骨医术的满腔深情，对患者的极端负责和对中医骨伤事业的巨大贡献。2005 年，在郭维淮先生行医 60 周年之际，河南省卫生厅、河南省中医药管理局为他举办了隆重的纪念大会，河南省委、洛阳市委及卫生部、国家中医药管理局有关领导参加了纪念大会。会上，时任中华中医药学会秘书长李俊德先生代表中华中医药学会授予郭维淮先生"国医楷模"荣誉称号并赠送匾额。

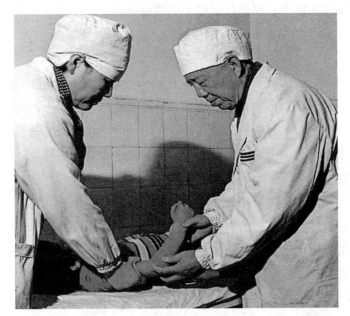

图 6-1　郭维淮先生在整复患者

第四节　平乐郭氏正骨学术理论的创新

平乐郭氏正骨几代传人在收治骨伤患者的过程中，既秉承祖训，又不断在正骨各个方面总结创新，使得正骨理论逐渐丰富成熟，由民间医术上升为独特的学科体系。

第七代传人郭艳锦教授、郭艳幸教授在家传"三原则、四方法"的中医正骨理论基础上，审视现代医学及人的生活、疾病变化特点，经过系统总结，将平乐郭氏正骨的学术思想扩展为"七原则、六方法"，第七代传人郭艳幸教授构建了平乐郭氏正骨的"平衡理论"。"七原则"即：平衡为纲、整体辨证、筋骨并重、内外兼治、动静互补、防治结合、医患合作；"六方法"即：诊断方法、治伤手法、药物疗法、固定方法、功能疗法、养骨方法；"平衡理论"即：气血共调平衡论、筋骨并重平衡论、动静互补平衡论、五脏协调平衡论、形神统一平衡论、天人合一平衡论、标本兼治平衡论、膳食平衡论、起居有常平衡论，进一步完善了平乐正骨的学术理论体系。

一、"七原则"（新增部分）

1. 平衡为纲

平衡是宇宙万物生存的永恒法则。人体是一个内外平衡的有机体，机体内在的阴阳、脏腑、气血及气机升降出入的协调平衡，构成了人体的内平衡；人与自然、社会关系的相互依赖、和谐统一构成人体的外平衡。平衡是人体生命健康的标志，衡则泰，失衡则疾；恢复平衡是伤科治疗的目标，衡则康，失衡则痼。平衡是平乐正骨理论体系的基础。在临床实践中，平乐正骨以平衡思想为指导，以"守平衡、促平衡"为目的，理、法、方、药处处体现平衡思想。

2. 动静互补

平乐正骨第六代传人郭维淮提出，在骨伤治疗中要强调用进废退这一生物特性，一方面把必要的暂时制动限制在最小范围和最短时间内；另一方面把适当的活动贯穿于整个治伤过程中。在此过程中，限制和防止不利的活动，鼓励适当、适时及有利的活动，以保持动静结合，促进气血循环，加速骨折愈合与创伤修复，动静结合目的在于使患者气血通顺，以利于骨折康复。

3. 防治结合

平乐郭氏正骨特别重视防治的重要性，未病先防，养筋骨，养气血，守平衡，促健康。既病防变，防治结合，在治伤过程中整筋骨，调气血，旨在恢复人体阴阳、脏腑、气血、经络的平衡。春秋战国时期，神医扁鹊曰："上医治未病之病。"《黄帝内经》曰："夫病已成而后药之，乱已成而后治之，譬犹渴而穿井，斗而铸锥，不亦晚乎！"治病力求防患于未然，亡羊补牢为时已晚，在骨病发展过程中，肌肉、软组织易受邪侵，经年累月，乃至骨病。肾主骨，为先天之本，脾主运化，化生气血以养骨。骨病之前，除注意外伤致病外，首先要顺四时，适寒温，预防外邪侵袭，温通保暖以护筋骨；其次要节饮食，调脾胃，畅通气血，荣筋养骨；还要适劳作，调畅气血，滑利关节功能；最后，要食补与药疗结合，补气血，益肝肾，培本护膝，调理气血阴阳，以维持膝关节的动态平衡。骨病时要注重既病防变，防止感染、褥疮等骨折并发症。骨病之后，应适当活动，防劳累，慎起居，防止骨伤的再次发生。

4. 医患合作

平乐正骨的医患合作包括四个方面的内容：第一，患者要客观全面汇报疾病发生、发展经过，搬运、处置、诊疗经历及其效果，个人既往身体状况及家族成员既往健康状况等信息，以便医生对疾病做出客观准确的诊断，从而制定出最佳治疗方案。第二，医生要给患者讲清楚诊疗期间的注意事项，嘱其遵守医嘱，以取得患者的理解和有效配合，提高其对治疗的依从性。第三，医生和患者的有效沟通可以解除患者的思想负担，使患者调畅情志，饮食、起居保持正常状态。第四，医生和患者要进行有效沟通，协调好医患关系，有利于避免纠纷。

二、"六方法"（新增部分）

1. 诊断方法

平乐正骨诊断方法为"七诊"：望、闻、问、切、检、动、量；平乐正骨"检查八法"为：触摸法、按压法、对挤法、推顶法、叩击法、扭旋法、伸屈法、二辅法。同时应配合影像学检查及实验室检查。平乐正骨的手法检查核心是"手摸心会"，在四诊的基础上，应根据病情徒手进行针对性检查。检查时由轻到重，由浅入深，由远及近，轻柔缓和，两相对比。动作切勿粗暴，以免增加患者痛苦。

2. 养骨方法

平乐正骨养骨法是在平乐正骨学术理论的指导下，以平衡为纲，以整体辨证为基础，以气血理论为核心，在临床中形成的一种养骨、护骨的方法，遵循法天顺地、形神共养、动静结合、协调平衡、保养精气的原则，通过体质、情志、起居、膳食、运动、药物、按摩、气功、音乐、器械等养骨方法，达到气血共养、筋骨并重、整体平衡的目的。其根本要义即在日常生活中，使人养成良好习惯，使人体骨系统处于平衡、稳定的状态，防患于未然。

三、平衡理论

1. 气血共调平衡论

平乐正骨认为气血平衡既是健康的标志，也是治疗伤科疾病的关键，气血的平衡并非静止和绝对的，而是处在动态平衡之中，故调理气血的平衡是治疗伤科疾病的关键环节。

2. 筋骨互用平衡论

平乐正骨理论认为，筋骨是人体复杂而平衡的与运动系统之总称。在人体中，肌肉收缩产生的力通过肌腱、韧带作用于骨，不同部位的筋通过骨将力进行有效整合，从而产生协调统一的运动模式，因此筋与骨之协调是保持关节运动动态平衡的基础。

3. 动静互补平衡论

平乐正骨认为"动"与"静"是对立统一的，互补互用，相对平衡。平乐正骨动静互补平衡论包含着丰富的哲学辩证思想，它源于中医学之"阴阳平衡理论""整体观念"和"辨证论治"理论，故"动"与"静"的平衡因人、因时、因地而异。在伤科治疗中，适时的"动"可促进损伤修复过程中所必须的"静"，而适当的静又可促使筋骨发挥更有效的"动"。两者互助互用，保持动态平衡，促进康复。

4. 五脏协调平衡论

平乐正骨理论十分重视人体的统一完整性，认为"牵一发而动全身"，局部的病变会引起五脏六腑、气血经络等的病变；并且注重构成人体的各组成部分之间相互为用，相互协调，在病理上也相互影响。五脏的平衡，可促使气血的循环，而筋骨的动态平衡，则有赖于气血的滋养，故五脏的平衡从而可维护筋骨的动态平衡。

5. 形神统一平衡论

平乐正骨认为形神统一平衡蕴含着生命科学的重要原理，形与神是组成人体的重要部分，二者相互联系又相互区别；认得形神情志与五脏六腑、筋骨肌肉，气血津液等有形之体互根互生，相互依赖。形神统一，则身心平衡，气血循环顺畅，从而使筋骨肌肉得养，机体康健；反之，形神失调必将导致各种疾病的发生。

6. 天人合一平衡论

平乐正骨认为人生长在自然界中、天地之间，自然界的变化与人体息息相关，直接影响人的生命体征。人体的五脏，通过经络血脉将六腑、五官、九窍、四肢百骸等全身器官与外在的五味、五色、五声、五音等相联系，形成一个表里相合，内外相关的统一体，并通过气血津液的作用，来完成机体协调统一的机能活动。内外失衡，违逆四时，则脏腑失调，筋骨失衡，伤病发生。故整体联系，顺应自然法则天地，即可未病先防，疾病防变，促进康复。

7. 标本兼治平衡论

在诊治伤科疾病过程中，应明确标本轻重缓急，把握标与本的关系，才能在诊治过程中标本兼顾，从而达到良好的疗效。标与本从病因而论，内因为本，外因为标；从病机而论，则正气为本，邪气为标；从本质与现象而论，则内病为本，外病为标；从局部与整体而论，则整体为本，局部为标；故分清标本主次，在治疗过程中才能标本兼顾，从而能够及时判断，把握疾病的变化，以便做出科学的判断。

8. 膳食平衡论

人体是一个以"骨"为支架的杠杆系统，全身的骨骼通过筋肉及关节紧密相连。人体赖以膳食的营养，膳食是人类生存的物质基础，而膳食的平衡则是机体与筋骨健康的基本保障。五脏的平衡很大程度来源于膳食的摄入平衡，脾胃为后天之本，气血生化之源；气血的生化首先依赖于胃的受纳，膳食过量、过味、不足或结构失衡，均会导致脾胃运化失职，进而五脏失衡，肝肾不足，气血虚损，筋骨失养。故膳食平衡是机体维持阴阳平衡、保持筋骨健康的基础。

9. 起居有常平衡论

起居有常则全身筋骨康健，人体只有在顺应自然界阴阳消长变化及其自身的生理运行规律的基础上，才能做到天人相应，作息有时，劳逸结合，情志愉悦，气血运畅，筋骨强壮。反之则脏腑功能紊乱，气血运行失常，筋骨失养而产生筋弛、筋痿、筋伤等伤科疾病。由此可见，起居有常是筋骨健康的基本保证。

平衡理论是平乐正骨学术思想体系的基础，郭艳幸教授认为：健康之法，本于平衡而守于平衡；治伤之要，着眼于平衡，而求于平衡。平衡是人体生命健康的标志，恢复平衡是养骨的目标，亦是伤科治疗的目标。养骨强调的是未病先防，治伤强调的是防治结合。平乐正骨理论处处体现着和谐平衡的思想。

第七章 平乐正骨的传播方式

第一节 平乐郭氏正骨的分支机构

抗战爆发后，日寇进逼洛阳，一部分郭氏后裔被迫外迁，定居他乡后，他们大多仍以行正骨医术为业。中华人民共和国成立后，留在洛阳老家的高云峰一支，得益于党和国家的关怀，在当地政府的大力扶持下，先后开办正骨医院、平乐正骨学院，将平乐正骨的发展推向一个高峰。分散在各地的平乐正骨传人，也纷纷在党和当地政府的帮助下，走出旧社会战乱带来的阴霾，开始将祖传的正骨绝技发扬光大，各自在祖传的基础上加以发展和创新，形成平乐正骨流派的分支。主要支系包括河南省内各地的平乐郭氏正骨、深圳平乐郭氏正骨、西北平乐郭氏正骨。其中，河南省内的平乐正骨又包括洛阳平乐郭氏正骨、孟津县平乐郭氏正骨、郑州平乐郭氏正骨以及三门峡平乐郭氏正骨等。

1. 洛阳平乐郭氏正骨

洛阳市孟津县平乐村是平乐郭氏正骨的发祥地，1956 年，高云峰女士在党和各级政府的关怀领导下，在平乐郭氏正骨的发祥地——郭家大院的基础上，建立了"洛阳专区正骨医院"，即河南省洛阳正骨医院河南省骨科医院；1958 年，建立了中国第一所中医骨伤学院——河南省平乐正骨学院；1959 年，建立了河南省正骨研究所。目前，河南省洛阳正骨医院（河南省骨科医院）是一所集医疗、教学、科研、生产于一体的省级三级甲等医疗机构，是全国中医骨伤专科医疗中心、国家卫生健康委及国家中医药管理局重点学科、重点专科（专病）建设单位、全国骨伤科医师培训基地、国家博士后科研工作站、国家临床药品研究基地、全国中医医院信息化示范单位、国家中医药管理局国际合作基地、国家组织工程中心河南分中心、河南省中医骨伤骨病会诊中心、河南省中医骨伤工程技术研究中心、河南省中西医结合创伤骨科急救中心、河南省脊柱疾病研究治疗中心、河南省骨病中医研究治疗中心、河南省颈腰痛研究治疗中心、河南省骨伤康复中医研究治疗中心、河南省手外及显微外科中西医结合研究治疗中心、河南省髋部疾病研究治疗中心、河南省膝部损伤研究治疗中心、河南省骨关节病研究治疗中心、河南省股骨头坏死研究治疗中心、河南省强直性脊柱炎中西医结合研究治疗中心、河南省支具矫形中西医结合研究治疗中心等多个中心融为一体的医疗单位。2007 年 2 月，"洛阳正骨（洛阳平乐郭氏正骨）"被评为"河南省首批非物质文化遗产"，"平乐郭氏正骨法"于 2008 年 6 月被评为"国家级非物质文化遗产"；2011年获得"中华老字号"荣誉称号。

2010 年 12 月，河南省洛阳正骨医院通过国际医疗卫生机构认证联合委员会（Joint Commission on Accreditation of Healthcare Organizations，简称"JCAHO"）国际 JCI 认证；同年，医学检验中心通过国际 SINAS 认证，均是全国公立中医医疗机构中首家通过认证的医院，也是全国骨伤专科医院中首家通过该认证的医院，其医疗资质及检验结果得到世界上 60 多个国家的认可。

医院现有"两地五址"。"两地"即洛阳、郑州两地，占地面积共 700 余亩；"五址"即洛阳东花坛院区、洛阳白马寺院区、洛阳河南省康复医院院区、洛正医药产业园区及河南省洛阳正骨医院郑州院区五个院址。洛阳东花坛院区占地约 160 亩，建筑面积5.8 万平方米，开放病床 1352 张；郑州院区占地约 250 亩，建筑面积 6.6 万平方米，开放病床 600 张。医院现设有 40 个临床科室、5 个医技科室和生化、生物力学等 8 个基础实验室；有河南省第一台 ECT–CT 图像融合系统、DR、1.5T 核磁共振、全身站立式功能核磁共振、全自动生化分析仪、全自动酶免分析系统等大型专科医疗设备；下设中国科技核心期刊《中医正骨》编辑部。

医院现有职工 1384 人，卫生技术人员 949 人，正高级职称 41 人，副高级职称 97人，博士 9 人，博士导师 3 人，硕士导师近 50 人，在省级以上学术团体单位担任主委4 人，副主委 15 人。

医院康复中心于 2010 年通过国家人力资源与社会保障部验收评估，被确定为"国家工伤康复试点机构"；2009 年 8 月，被河南省人社厅和洛阳市社保局确定为"河南洛阳工伤康复中心"。

平乐郭氏正骨第六代传人郭宗正先生，1956 年拜师其伯母高云峰，学习平乐郭氏正骨，是平乐正骨学院的第一批讲师，行医 70 余年，始终以传承、弘扬平乐郭氏正骨为己任。退休之后，郭宗正先生于 1988 年 5 月（70 岁高龄）在家乡平乐镇创建"洛阳市平乐正骨学校"，为平乐郭氏正骨的发展呕心沥血，日夜操劳，培养了众多平乐正骨学子，为平乐郭氏正骨的传承做出了重要贡献；同时，他还在平乐镇开办了孟津县平乐正骨医院，造福骨伤科患者。

2. 三门峡平乐郭氏正骨

三门峡市位于河南省西部，有着"天鹅城"的美誉。相传大禹治水，用神斧将高山劈成"人门""神门""鬼门"三道峡谷，河道中的鬼石和神石将河道分成三流，如同有三座门，三门峡便由此得名。早在 20 世纪 60 年代，平乐郭氏正骨第六代传人郭维新、郭秋芬等，便把平乐郭氏正骨技术传播到这座美丽的中原名城。如今，平乐郭氏正骨已成为当地骨科一支举足轻重的技术力量。

郭维新是平乐正骨第六代传人，自幼聪颖，博览家学，1956 年拜师伯母高云峰，并协助建立了河南省平乐正骨学院，为平乐郭氏正骨的发展和壮大做出了重要贡献。20 世纪 60 年代，郭维新被调往三门峡，任陕县人民医院骨科副主任医师等职。退休后他仍牢记平乐正骨人的天职，退而"不休"，他开办了骨伤科诊所，致力于平乐郭氏正骨的推广与发扬，造福广大骨伤科患者，医术绝妙，载誉一方。

同为平乐正骨第六代传人的郭秋芬，系平乐郭氏正骨五世名医郭灿若之次女。她幼承父志，热爱家传绝学，20 世纪 60 年代初以优异成绩考入河南医学院。毕业时，正值"文革"，她被分配到济源 531 医院从事骨科工作。在艰苦的条件下，她以平乐正骨人的豪气，始终以弘扬家学、造福患者为己任，兢兢业业地奉献着，赢得了广大患者的赞誉与拥戴。20 世纪 80 年代调入三门峡市骨科医院，历任科主任、主任医师、三门峡市政协委员等。由于她的医术高超，德艺双馨，在三门峡负有盛名。

在三门峡各大医疗机构，还有许多平乐郭氏正骨的传人和弟子，他们青出于蓝胜于蓝，在当地有着重要影响，他们为人民的健康事业，为平乐郭氏正骨的发展与壮大做出了重要贡献。

3. 郑州平乐郭氏正骨

郭景韶（1923.01—2007.02），字春园，是平乐郭氏正骨第五代传人之一，也是人事部、卫生部、国家中医药管理局认定的全国 500 名老中医之一，他撰写出版了我国当代第一部骨科专著《平乐郭氏正骨法》，以及展示郭氏医术的《世医正骨从新》等书。

郭春园 22 岁随其母李秀云学习正骨手法，在兄长们的指导下，深得祖传正骨八法传的要领。中华人民共和国成立后，他携子郭维笃、郭维玉在郑州定居行医。1953 年，国家号召公私合营，郭春园响应国家号召，带着技术和家产加入了郑州市管城区联合医院。1965 年，联合医院又扩建为"郑州市骨科医院"。郭春园先生将平乐郭氏正骨传播到郑州，培养了一批平乐正骨传人，形成了郑州支系。由于他的努力，平乐郭氏正骨深深根植于郑州大地，造福广大百姓，载誉中原。如今，郑州市骨科医院是一所集医疗、急救、教学、科研、预防保健、康复为一体的三级甲等中西医结合骨专科医院，是河南省中西医结合脊柱病诊疗中心、河南省关节镜诊疗中心，全国骨专科无痛医院。医院占地 5 万余平方米，医疗用房 4.2 万平方米，编制床位 1200 张，现有职工 1400 余人，高级职称 281 人，博士、硕士 300 余人，目前为国家中医药管理局中西医结合临床重点专科建设单位，设有 25 个临床科室。医院秉承"厚德精诚、力行博爱"的精神，在"专科、制度、理性、安全"发展思路的指导下，开展了"会诊、绿色、安全、无痛、学术、和谐、志愿"等品牌建设。2009 年获得"郑州市科技创新团队""河南省行风建设先进单位""河南省十佳魅力医院"等荣誉称号。

　　郑州许多平乐郭氏正骨的传人和弟子，在当地有着重要影响，许多人已成为省内乃至全国知名的专家与教授，成就显著，为平乐郭氏正骨的发展与壮大，以及中医骨伤科事业做出了重要贡献。郭春园从医 60 余载，他集祖传秘方、正骨医术和 60 多年骨科经验于一身，为平乐正骨的传播和发展做出重大贡献。

4. 西北平乐郭氏正骨

　　我国西北地区幅员辽阔，自然资源丰富，是中原丝绸之路的起点，最早将平乐郭氏正骨带到祖国大西北的是南院郭树楷一支第六代传人郭均甫。1944 年，迫于战乱，郭均甫携眷来到甘肃兰州投亲，凭着一手正骨绝技在大西北闯出了一片天地，在他之后，平乐郭氏正骨的第七代传人郭宪章、郭焕章、郭汉章等人，更是让平乐郭氏正骨的名号响彻大西北。

　　郭宪章自幼随父郭均甫学习正骨医术，抗战时期随父经西安辗转来到兰州。据郭宪章回忆，"1944 年小满后、端午前，日本人快要打到洛阳了。父母亲带着我和堂兄郭焕章逃离平乐，坐上了沦陷前的最后一趟火车"。在父亲郭均甫的敦促和影响下，郭宪章治学医理，精益求精，于 1987 年 7 月创办了兰州第一家以中医骨伤科为主的专科医院——兰州中医骨伤科医院，并担任院长，培养了一大批中青年中医骨伤科专业人员，为平乐郭氏正骨的传播、发展以及甘肃省卫生事业做出了重要贡献，在广大患者中享有崇高声誉。郭宪章不仅医技娴熟，并且秉承祖辈"仁德仁术，普济众生"的遗训，一切以患者利益为重。其妻王则章说，医院来了患者，有时饭都顾不上吃，郭老先生就往医院跑。郭宪章致力于中医骨伤理论的研究，著有《郭均甫学术思想初探》《中医骨伤科诊断学》《骨伤科的诊断与治疗》《骨伤科生物力学》等论著 30 多篇。他还十分重视加强同国内外同行之间的学术交流，多次赴泰国、新加坡、马来西亚、欧洲、韩国、美国等地，广泛开展学术交流活动，其论文《踝关节损伤的临床分析》等被世界骨伤科联合会授予"科技进步二、三等奖"。郭宪章不仅在中国学术界享有崇高声誉，获得"甘肃省名中医""全国首届中医骨伤名师"等荣誉称号，在国际学术界也有一定的地位，他被马来西亚国际针灸骨伤科研究院聘为名誉顾问，被美国国际中医研究院聘为名誉院长兼终身教授，其事迹先后被录入《世界名医大全》《中国名医列传》《中国大陆名医大典》《中国当代医药界名人录》《中华名医谱》《伤科集成》《中国骨伤科大辞典》《当代名老中医图录》等多种大型辞书中。

　　郭焕章是使西北平乐正骨发扬光大的另一位平乐郭氏正骨传人。郭焕章系郭均甫之侄，1944 年跟随叔父郭均甫来到兰州后，便开始系统学习平乐郭氏正骨的中医理论、骨伤科手法和内外药物治疗。中华人民共和国成立前，青海省没有一所专门的中医骨伤科诊所。1954 年，郭焕章赴西宁开设了青海省第一家正骨诊所，成为平乐郭氏正骨传入青海的第一人。1958 年，青海省中医院成立，郭焕章成为该院第一批中医工作者，在他的带领下，医院在建院初期即创建了全省第一个中医骨伤科。几十年来，他刻苦钻研，以传统的中医理论和家传正骨经验为基础，博采众长，在临床实践中继承和发扬着用手法治疗骨伤科各种疾病的技能，擅长以手法治疗骨伤科各种疾病，对各类型骨折、骨结核、骨髓炎及颈、肩、腰、腿痛尤有研究。在辨证施治中，他主张"局部与整体统一，内外兼治，筋与骨兼顾，动与静结合，手法与药物并重，再以器械辅助"的伤科治疗原则，进一步丰富了摸、接、端、提、按摩、推拿正骨手法，发展为伸牵、端提、挤按、摇晃、旋顶、分捏、转屈等法。把理筋手法归结为按、揉、搓、拍、打、滚、推、点、扳、拉、摇、抖12法。在正骨八法的基础上，为发展骨伤科手法做出了不懈努力。此外，郭焕章将家传骨伤方剂、丸剂、膏药无偿献给青海的中医骨伤事业。如今，青海省中医院骨伤科常用制剂如外用膏药、二乌膏、消定膏、接骨膏、金毛狗脊酊、损伤胶囊、补肾止痛丸、展筋丹等均出自郭氏家传制剂，临床应用效果良好，深受患者好评。

西北平乐郭氏正骨第七代传人之中还有一位出色的代表人物——郭汉章（1916—2002）。郭汉章自幼跟随曾祖父郭耀堂学习正骨医术，后又相继随其叔父郭均甫、祖父郭灿若、祖母高云峰学医，边学习边实践，从而系统地掌握了郭氏家族的正骨经验。1952年移居西安，他把平乐郭氏正骨的绝技带入三秦大地，为平乐郭氏正骨在西北的传播与发展做出了突出贡献。1965年调入西安市红十字会医院，创建中医骨科病房、门诊、复位室、研药室等，并担任中医骨科科主任，使医院中医骨科从无到有，从小到大，跻身于全国骨伤科学术界的先进行列。他擅长的"郭氏正骨八法""治筋十条"等，对腰腿痛的治疗具有独到疗效；他独创了"外伤性四肢部分坏死的中医中药治疗方法"；他成功地研制了中药"展筋活血散"，该药曾是国家女排队员们的保健专用药。他还献出家传秘方，以造福更多的患者；他精通中医理论，善于总结临床经验，1958年编著出版了《实用正骨学》一书。1993年，郭汉章被中华医学会授予"有突出贡献的专家"称号，享受国务院颁发的政府特殊津贴。

西北平乐正骨中还有一位传承人——郭允章，他使平乐郭氏正骨走出西北，远播海外。郭允章是郭均甫的次子，1969年自兰州医学院医疗系毕业后，在甘肃省人民医院骨科工作，后任中华医学会甘肃省骨科学会委员、秘书长。1985年，郭允章调往深圳市人民医院，任主治医师，并先后筹建深圳市骨伤科中心、深圳特区国医馆等医疗机构，担任主要负责人。1989年以后，郭允章多次访问东南亚及美洲各国，寻求中国医学的外向型发展之路。他促成了与巴西圣保罗、里约热内卢等地医院的合作，开办了多个中国医疗中心，将平乐郭氏正骨法传播到海外，使巴西患者生平第一次接受了中国的小夹板外固定，接受了展筋丹及外敷中药的治疗，疗效肯定。1997年，郭允章先生回国，担任深圳市天猷公司董事长、主任医师。郭允章为弘扬平乐郭氏正骨事业，为中医走向世界做出了突出贡献。

在西北地区各省、市的医疗机构，还有许多平乐郭氏正骨的传人和弟子，他们都默默地传承着平乐正骨精神与技术，在当地有着重要的影响，为西北人民的健康事业，为平乐郭氏正骨的发展与壮大做出了重要贡献。

5. 深圳平乐郭氏正骨

深圳是改革开放以来中国第一个经济特区，是重要的海陆空交通枢纽城市，它是中国改革开放的窗口，也是中国对外交往的重要国际门户。1985年，年逾花甲的郭春园从郑州市骨科医院退休后，又受卫生局和医院所托，来到深圳，筹建了深圳平乐骨伤科医院。

郭春园先生重视家传医术，又能吸取各家之长，博览历代正骨医家著述，他将自己的学术思想和专长总结成两本专著——《平乐郭氏正骨法》《世医正骨从新》，共带出了197名高徒。2002年，古稀之年的郭春园无偿地将13种祖传秘方、验方的专利权全部捐献给国家。他说："秘方藏在抽屉里只能是文物，只有捐出来，让更多的医生掌握，挽救更多的生命，那才是真正的财富。"平乐医院院长黄明臣接过献方时手都在颤抖："这是郭家几代人的心血，更是老院长那颗金子般的心啊！"为了手法的方便与准确，他在给患者接骨时坚持不带铅手套，双手长期暴露在X射线下，致使左手食指发生癌变，并扩散到全身，最终因此而去世。

郭春园医术精湛、两袖清风，集祖传秘方、正骨医术和60多年骨科经验于一身，被国内同行专家赞誉为"中华骨魂"，是人事部、卫生部、国家中医药管理局认定的全国500名老中医之一，获卫生部颁发的"发扬祖国医学遗产"银质奖章。2005年3月，卫生部、国家中医药管理局追授他"人民健康好卫士"的称号，广东省委追授予他"广东模范共产党员"称号。他的事迹被拍成专题片《好医生郭春园》及京剧《一代名医郭春园》，在粤公演，反响强烈，无数人为之动容。

在郭春园先生之后，在深圳的许多平乐正骨人，继承其遗志，专注于正骨医术的研究，为人民的健康事业，为平乐郭氏正骨的发展与壮大做出了重要贡献。几十年来，深圳平乐骨伤科医院诊治了数百万骨伤患者，效果良好，使得深圳平乐郭氏正骨医术成为"平乐郭氏正骨"的重要分支。

深圳平乐骨伤科医院是集医疗、教学、科研和预防保健为一体的国有卫生事业单位，是以骨伤科为主的中西医结合二级甲等专科医院，是河南中医药大学、广州中医药大学等多所院校的教学基地，深圳市社会医疗保险定点单位、深圳市工伤保险定点单位、全市120急救网络成员之一。目前，医院拥有1个国家级重点专科、5个省级重点专科、6个市级重点专科，是广东省普通高等医学院校教学医院。医院开放床位300张，设有创伤骨科、脊柱骨科、关节病科、显微外科、矫形及小儿骨科、老年骨科、疼痛康复科、康复医学科、针灸理疗科等科室。

第二节　平乐正骨传播者对各地中医骨伤科的贡献及影响

1956 年 1 月，高云峰冲破族传陈规，第一次带授王新政、张正运两个异姓徒弟，毫无保留地将平乐郭氏正骨医术传给他们。1958 年 9 月，在党和政府的支持下，她建立河南省平乐正骨学院，在全国正式招生，为国家培养高层次中医正骨人才，传承平乐郭氏正骨医术，弘扬传统医学。学院从 1958 年建立至 1963 年停办，共招收了 7 个班，培养正骨大学专科人才 137 名、大学本科人才 98 名。这些学生，除台湾省外，其余被分配在 29 个省、市、区，大都成为了本地区的名医专家、教授和骨伤科骨干。除留校生外，较有影响的有河南中医药大学教授娄多峰、云南中医药大学教授吴乃凤、安徽中医药大学教授丁锷、湖北中医药大学骨伤系主任刘克忠、广西中医药大学教授韦贵康、甘肃中医药大学教授宋贵杰、福建中医药大学教授陶有略、南京中医药大学教授周善民、辽宁中医药大学教授张利、江西中医药大学教授许鸿照、湖南中医药大学教授姚又新、黑龙江中医药大学教授李贵、浙江中医药大学教授周林宽、中日友好医院主任医师江正玉、上海市伤骨科研究所研究员祝波、新疆维吾尔自治区中医医院主任医师王继先等。1964 年 10 月及 1965 年 10 月，河南平乐正骨研究所附属医院招收两批中医学徒，共 32 名，结业后全省分配；1968 ～ 1981 年，举办河南省正骨进修班 15 期；1973 年举办了两期河南省中西医结合治疗骨关节损伤学习班；1980 年，河南省洛阳正骨医院被卫生部确定为"全国骨伤科医师培训基地"，并受卫生部委托，举办了全国骨伤科医师进修班，每年 1 期，每期 25 名，学员由全国各省市（区）选派；1985 年，经河南省卫生厅批准，举办洛阳正骨医院子弟中医骨伤大专班，培养学生 41 名；1993 年 6 月，与河南中医学院联合举办成人骨伤大专班，面向全国 19 个省、市、自治区招生 521 名。除以上外，还培养了来自全国各地的进修人员。截至 2004 年，累计培养中医骨伤科人才 3010 名，遍布全国各地，他们都是平乐正骨继承者和传播者，为平乐正骨的发展和壮大，为中医骨伤科事业的发展，为人民的健康事业做出了的贡献。下面介绍几位优秀毕业生，他们是平乐正骨医术的传承者。

一、娄多峰

娄多峰，男，教授、主任医师，汉族，1929 年 3 月 10 日出生于河南省原阳县祝楼村、中医世家。他是全国名老中医药专家，河南风湿病医院创始人，中国中医药学会风湿病专业委员会顾问，中国中西医结合学会风湿病专业委员会顾问，全国继承老中医药专家学术继承经验指导老师，国务院政府特殊津贴获得者。2005 年 10 月，国家中医药管理局向娄多峰教授颁发了"国医楷模"证书；也是在这一年，中华中医药学会向娄多峰教授授予了"国医大师，风湿泰斗"的奖牌。

　　1958 年，娄多峰来到河南省平乐正骨学院学习，平乐正骨学派注重内外兼治，屡收佳效，特别是应用活血化瘀法消除外伤，治疗痹病肿痛的效果显著，娄多峰对此有体会深刻。1961 年毕业后，他被分配到河南中医学院，先后任外伤科主任、骨伤科主任、风湿病研究所所长。他结合正骨学院所学，发散思维，专攻痹证的研究，渐渐形成了对痹证的系统认识，对痹证提出了"虚、邪、瘀"之说。1983 年 8 月，他出版了我国第一部痹病专著《痹证治验》，将数十年诊治痹病的理论认识、治疗经验公之于世。娄老创制内服的药物，如通痹汤、清痹汤、化瘀通痹汤等，为患者所用，疗效高，副作用小；他还重视外治疗法，创制了痹证膏、消伤痛搽剂等，与平乐正骨"注重内外兼治，内服药物与外敷药物同用"的理论相合。娄老的学术经验被国内外科技文献频繁引用和传播，治痹理论被收入高等中医药院校规划教材。由于教学工作取得的卓越成就，1989 年娄多峰荣获"全国优秀教师"奖章。

　　1995 年 5 月，在党和政府的大力支持下，为满足风湿病患者的临床需求，创建了河南省风湿病医院。在创始人娄多峰教授的带领下，全院职工齐心协力，开拓进取，艰苦创业，发扬高尚的医德医风，发扬"一切为了患者"的办院宗旨，坚持"弘扬祖国医学，提高生命质量""争创一流，与国际接轨"的办院方针，走出了一条创新发展之路。目前，河南省风湿病医院已成为国内规模最大，诊治手段最齐全的现代化风湿病专科医院，惠及了数以万计的风湿病患者。

二、韦贵康

　　韦贵康，男，中共党员，国医大师，1939 年出生，广西壮族自治区宾阳县人，现任广西中医药大学教授、主任医师、博士生导师，广西中医药大学骨伤科研究所所长，中华中医药学会理事，中华中医药学会骨伤科分会第二届理事会副理事长，《中国骨伤》杂志第五届编辑委员会委员，《中国中医骨伤科杂志》副主编，《中医正骨》杂志第二届编辑委员会副主任委员、副主编，世界中医骨伤科联合会常务副主席，世界手法医学联合会主席，全国名老中医，广西壮族自治区政协常委，广西壮族自治区政协医药卫生委员会主任，广西科协副主席，广西中医骨伤科学会主任委员，广西国际手法医学协会理事长等职。1991 年荣获"全国五一劳动奖章""全国优秀教育工作者"称号，1992 年起享受国务院颁发的政府特殊津贴。

　　1964 年，从河南省平乐正骨学院毕业后，韦贵康被分配到广西中医学院工作，他将平乐正骨医术带到西南边陲。韦贵康教授博采众长，治学严谨，学习和吸收国内外先进的诊疗经验，并结合现代医学的解剖学、生理病理学和生物力学等基本原理，以中医基础理论为指导，以中医骨伤科传统治疗方法为基础，以手法治疗软组织损伤与颈椎性血压异常而著称，在东南亚及海内外也有一定的影响。

　　他医术精湛，临床经验丰富，在教学、医疗和科研工作等方面颇有建树。教学上，作为研究生导师，他共招收硕士研究生 96 人，其中国内 37 人（含香港 9 人），国外 45 人，博士生 4 人。他多次到新加坡、澳大利亚、德国、奥地利、俄罗斯、日本、美国、瑞典、泰国、马来西亚、越南等 10 多个国家和香港、台湾地区讲学或进行学术交流，可谓誉满东南亚，"桃李满天下"；医疗上，他诊治过各类骨伤患者 20 多万人次，可谓恩泽四方；学术研究上，他融汇中西，以脊柱损伤性疾病和脊柱相关性疾病为主线，涉及骨伤科等多个领域；科研上，他撰写医学论文 80 多篇，出版著作 25 部，获省级科技成果奖 5 项，国家专利 3 项，可谓成就显著、独树一帜。

2005 年，韦贵康教授访问美国期间，为了推广和弘扬传统医学，他与美国著名中医药专家王守东教授发出联合倡议，并联合美国、新加坡、澳大利亚、德国等国家与地区有关专家及学术团体，在世界范围内普及传统手法医学，得到了他们的响应与支持。2005 年 10 月，在新加坡召开了国际手法医学与传统疗法学术会议，并正式成立世界手法医学联合会第一届理事会，韦贵康教授任首任主席；并在美国注册《世界手法医学杂志》，同年正式创刊，目前该联合会有会员 2000 多人，会员涵盖 38 个国家和地区。世界手法医学联合会成立后，在台北主办第九届、第十届国际手法医学与传统疗法学术会议，在南宁主办第二及第三届国际保健手法大赛，并在南宁与越南河内主办两次专题学术年会。2010 年，在阿拉伯联合酋长国的迪拜成功举办了世界手法医学大会。截至 2010 年，参加历届（次）学术会议的代表共累计 10000 多人，会议论文 1000 多篇，出版《世界手法医学》杂志 6 期，合编著作 7 部，编写特色医学系列丛书 1 套（共 13 个分册），联系协助国际医学人员交流访问或进修学习 100 多人次，为促进手法医学与传统疗法的国际交流与发展做出了积极的贡献。

三、宋贵杰

宋贵杰，男，1938 年 2 月出生，汉族，甘肃省清水县人，现任甘肃中医药大学骨伤病研究所所长，中医骨伤科教授、主任医师、硕士研究生导师，中华中医药学会骨伤科分会委员、常务委员，全国高等中医院校骨伤研究会常务理事，甘肃省中医药学会常务理事，甘肃省中医骨伤学会主任委员，《中医正骨》编委、编委会副主任委员，《中国中医骨伤科杂志》《甘肃中医》《甘肃中医药大学学报》编委，甘肃省高等院校、甘肃省中医药高级职称评委会委员，全国 500 名老中医之一，全国老中医药专家学术继承指导老师。

宋贵杰教授早年就读于河南省平乐正骨学院，直接受教于平乐郭氏正骨传人高云峰教授，1964 年 7 月毕业后，被分配到甘肃省中医院骨科工作，与平乐郭氏正骨第五代传人郭均甫一起，将甘肃省中医院骨伤科发展壮大。

宋贵杰教授抱着对患者认真负责的态度，务实勤奋地工作于骨科临床。1981 年调入甘肃中医学院，于 1991 年创建该学院骨伤系，任骨伤系主任。同年，在甘肃中医学院附属医院建立骨伤科，任骨伤科主任。多年来一直从事中医骨伤科医疗、教学、科研工作，成为甘肃中药大学及附属医院骨伤科名副其实的奠基人及学科带头人。

宋贵杰教授在 50 多年的医疗实践中，积累了丰富的临床经验，学术上有较深的造诣，形成了自己独特的理论体系与临床诊疗特长，既擅长手法，又擅长药物的使用，对颈肩腰腿痛、骨质增生症，以及四肢长骨骨折、近关节和关节内骨折的治疗效果显著，享誉陇原。

四、刘太书

刘太书，1963 年毕业于河南省平乐正骨学院，毕业后在深圳市中心医院工作，时任院长。1988 年，他决定到澳洲发展，将平乐郭氏正骨医术带出了国门。虽然正骨医术在国内已享誉盛名，但那时澳洲对中医药认知较少，当地中医很少，华人也比较少。外国人对中医也不太接受，政府官员对中医药也没有正确看待，当时澳洲的中医只能称为"Chinese Doctor"，不能够单独地称呼为"Doctor"。

求学时，刘太书深受平乐正骨人不惧困苦、自强不息的精神影响。在悉尼的唐人街开办了第一家中医药行，每周有 3 天时间，刘太书在这里出诊看病。刘老先生不打针、不开刀，以手法和中药神奇般地解除了患者的疾苦，凡是在这里治疗过的人都感受到了中国医术的神奇和伟大，药行的业务越来越繁忙。他抓住时机，很快又开设了第二家中医药行。

事业初获成功的刘太书发现，在澳洲推广中医药大有可为。1989 年，他便参与创立了新南威尔士州中医药研究会，也就是后来的澳大利亚中医学会。刘太书担任了两届会长，对中医药事业在国外的传播起到了很大的作用。

1993 年，中医在澳洲的影响已经积累到了一定程度，墨尔本皇家理工学院开办了中医药系，这是西方国家中第一次建立中医本科。如今，澳大利亚已有多所大学开设了中医相关的专业，有的学院还具备了招收中医博士生的能力。悉尼大学还成立了专门的中草药研究中心，刘太书被悉尼大学聘为中医教授，负责指导中医系的学生实习。

很多时候，人生就像熬中药，熬的时间越久，越知其中的味道。中医药有着几千年的历史，是中华文明的重要组成部分。虽然自己的行医只是沧海一粟，但刘太书觉得，自己在悉尼的这些年，正是中医在澳大利亚上百年来发展最为迅速的时期，他参与其中，也乐在其中。

第三节 教学发展沿革

医院教学工作作为河南省洛阳正骨医院"医、教、研、产、文"五大支柱产业之一，肩负着传承与发扬平乐郭氏正骨医术这一光荣而艰巨的历史使命，其成果直接关系到医院的人才储备与全国中医骨伤人才的培养，也关系到医院的健康发展。

自 1952 年平乐郭氏正骨第五代传人高云峰先生在老洛阳十字街口张贴家传秘方，将平乐郭氏正骨之道传于天下之时起，至 1958 年成立河南省平乐正骨学院，平乐郭氏正骨作为全国正骨教育执牛耳者，确立了中医正骨人才系统化、传承化、规范化的培养路径，为中医正骨的人才培养打下了坚实的基础。1963 年，平乐正骨学院虽因全国性自然灾害而停办，但其后多次承担相关单位与院校的委培工作，为全国输送数百名专业人才。1980 年，卫生部将洛阳正骨医院确定为全国骨伤科医师培训基地；1985 年，举办洛阳正骨医院子弟中医骨伤大专班；1993 年，与河南中医学院联合举办成人骨伤大专班，一直举办到 2002 年。历经半个多世纪，医院为国家培养出了不同层次的正骨人才 5000 余名，在中医骨伤界发挥了骨干作用。

"十一五""十二五"期间，医院教学工作从单纯的进修、实习教育，到与高校合作培养研究生、本科生，教学工作实现了质的转变，开辟了一个更加广阔的天地，这对提高医院人才队伍水平，扩大平乐郭氏正骨学术流派的影响有着重要作用。

一、机构沿革与组织架构

1958 年学院成立，高云峰先生任院长，学院内设立办公室、人事科、教务科、总务处、财务科，教务科下设 12 个教研组。1963 年学院停办后，医院一直以教学办公室为教育管理部门。1993 年 6 月，经河南省教委批准，洛阳正骨医院与河南中医学院联合举办成人骨伤大专班，成立教务办公室，下设中药标本室、电教室、综合实验室、解剖标本室、电脑教室等。2004 年 3 月，教务办公室并入医院医教部，成立医教部（教学办）。2012 年，将医教部（教学办）单列，成立教学部，现共有 5 名行政管理人员，全面负责各类学员的日常工作。

二、近年教学工作的开展情况

随着医院美誉度的上升，在医院学习的学员人数不断增加，教学工作呈现"多专业＋多学历层次"的特征：学员以中医骨伤为主，专业涵盖护理学、临床医学、中西医结合学、针灸推拿学、康复学、影像学、卫生保健学、检验医学、生物医学工程等；学历层次包括博士、硕士研究生，本科生及大专生。

1. 研究生教育

2002 年，为了培养高层次人才，完善医院医、教、研、产一体化建设，增强医院科研水平及教学能力，医院开始与国内知名医学高等院校合作，联合培养研究生。这一年，医院与河南中医学院、上海中医药大学签署协议，标志着医院研究生教育正式开启。医院先后与福建中医药大学（2006）、浙江中医药大学（2006）、湖南中医药大学（2008）、安徽中医学院（2010）等中医高等院校签署合作协议，与高校联合开展培养中医骨伤科学硕士研究生。医院根据各联合院校的要求，在医院遴选了一批理论知识全面，临床能力突出，责任心强的主任（副主任）医师担任研究生导师，开展博士、硕士研究生导师的培训工作，并不断向各大院校推荐医院的优秀专家，医院现有博士研究生导师5人，硕士研究生导师49人，截止2017年5月底，共计培养硕士研究生近200人，使医院人才队伍完成了由单一的临床型专家向临床、科研、教学的复合型人才转变。

教学部除了负责在院博士、硕士研究生的每月考核，还负责每年的开题答辩工作。为了加强和规范研究生人才的培养，医院先后下发了《关于加强研究生指导教师管理的相关规定》[豫正医字（2009）68号]和《关于研究生联合培养管理工作的补充规定》[豫正医字（2009）99号]的管理文件，用于规范研究生的管理工作。教学部还制定了《硕士研究生中期考核办法》，细化了《硕士研究生中期考核表》。

2. 本科生教育

合作办学规模扩大。继2008年医院成为湖南中医药大学非直属附属医院，挂牌成立"湖南中医药大学洛阳正骨学院"后，2014年7月，医院又顺利通过了河南省教育厅组织的"河南中医学院非直属附属医院"评估工作。目前，医院承担着湖南中医药大学骨伤本科班、河南中医药大学平乐郭氏正骨特色班、河南职工医学院护理教改班（大专）的后期临床教学任务，每年接收学员约140人。

教学设施日渐完备。公寓楼现共有医院学生宿舍67间（分为7人间和3人间标准），教室5间，教师办公室2间，配套多媒体教学设施（电脑、投影仪、观片灯、便携式扩音器、激光笔），并建立"骨伤专业实训室"，以及手术教学直播会议室。

教师队伍人数增加。骨伤班共开设理论课程34门，任课教师（含外聘）132人次，临床带教老师300余人次。教学办在每学期末会组织教学培训会、课堂教学观摩和教师交流会，旨在培养教师的课堂教学驾驭能力和讲课技巧，加强教师讲课心得和经验交流。

教学制度不断完善。教学部对教学管理制度进行了汇编，内容涉及任课教师管理、临床带教老师管理、本科生导师管理、实习生管理、见习生管理、岗前培训等方面，做到教师奖惩、学生日常管理有据可依，确保本科生培养质量。

教学改革稳步推进。为更好地落实骨伤专业教改要求，探索中医骨伤专业人才培养新模式，遵循"因材施教"的原则，医院在本科生课程设置和培养方式方面进行了大胆的探索。课程设置方面，经过与大学教务部门的论证，医院目前开设有平乐正骨系列课程8门，包括平乐正骨基础学、平乐正骨药物学、平乐正骨典型案例等。为了更好地配合教学、传承经验，医院正在积极组织平乐正骨系列丛书，共21门教材的编写。

此外，在增加现有平乐正骨特色课程的教学内容基础上，为更好地落实骨伤专业的教改要求，医院在教学大纲、教学模式等方面也进行了不断的改进，探索符合中医骨伤本科教学规律的工作流程。

第一，编写教学大纲。2013 年，河南中医学院平乐正骨特色班调整教学任务，增加具有平乐正骨特色的"骨折""中药""医学影像"等课程的教学内容。随后，又根据该班调整后的教学科目，教学部组织整理，编写了 12 门课程的教学大纲及 4 门课程的教学实训大纲，以规范和完善教师的课堂授课。

第二，改进教学管理模式。在骨伤专业的后期教学中实施导师负责制，为确保学生培养的质量，在年度导师选拔过程中，不仅对申报医师的聘任条件、综合考核成绩（每月现病历、未归档病历、病历质检、用药比例）、医患纠纷等基本信息进行审核，还加大医师日常临床带教工作量、带教水平、学生评价、能否良好配合教学管理部门做好学生培养工作等指标的选拔比重，从导师带教层面上加强管理。

此外，在导师制考核方面，采取了月月考核制度，指导老师按照"专业辅导、技能指导、思想引导"的要求，制定培养计划，指导学生完成本月学习任务，学生上交学习材料至教学部，审核后，通过医院内网通报考核结果，确保导师有所教，学生有所学。

第三，构建实践教学体系。以教室、手法整复实训室、手术实训室、临床科室为学习地点，通过技能实训课程、导师临床实践技能指导、实习前强化训练及岗前培训"四位一体"，构建学生实践教学体系。

3. 进修实习教育

医院作为全国中医骨伤科医师培训基地，30 多年来共接收全国各地医院进修学习人员 4000 余人。2016 年，共接收外单位进修人员 110 余人，实习生（含护理教改班）约 286 人。

进修实习人员培训方式。①岗前培训：对每一期新到院进修实习人员开展控感知识、手术室相关知识、医疗权限、病历书写、急救、消防安全等方面的岗前培训和能力测试，评估其实际能力和素质。②专题培训：每月安排两次讲座，讲座包括中医理论、中药方剂，骨伤科疾病的病因、发病机制、诊断、治疗、康复及国内外诊治现状等内容。各科室课题先由中心内部检查，然后经院学术委员会讨论，合格后由教学部安排具体讲课时间。

4. 院内培训及素质考核

院内培训工作全面启动。①专题讲座：为提高医院临床医师、进修医师、研究生、实习生掌握骨伤科及其相关中医药理论知识的能力，促进医院职工、学员的学习，教学办每月组织两次专题讲座，主讲人均为科室主任。②西学中培训：为提高西医临床医师的中医药理论知识水平，保持医院中医骨伤学科的特色与优势，加强中西医结合队伍的建设，以达到河南省中医药管理局的评价标准，教学部每月组织两次"西学中"

培训，培训对象为医院 2015 年以后参加工作的西医临床医师。

定期对全院医师进行素质考核。考核内容包括中医药理论知识、古文经典、中药方剂、临床实践技能。根据考核分数，医院从中挑选优秀医师参加"河南省中医药岗位技能竞赛"活动。

自第五代传人高云峰创办平乐正骨学堂开始，办学育人，正骨绝技倾囊相授已成为平乐正骨人的传统。虽然河南省平乐正骨学院已经停办多年，但她的传人以各种形式继承着这一传统，"师带徒"、培训班、进修班等，正如火如荼地开展着。

中医学自古以师承教育为主，这种教育模式对于中医思维的培养起着至关重要的作用，在跟诊中学习老师的经验体会的同时，也体会到了中医思维，从而逐渐有了属于自己的中医思维。正所谓："真传一句话，假传万卷书。"

为继承整理老中医药专家的学术经验和技术专长，培养高层次中医临床人才和中药技术人才，研究、继承与发展中医药事业，自 20 世纪 90 年代初开始，在国家中医药管理局的牵头组织下，先后开展了五批全国老中医药专家学术经验继承工作，多位平乐正骨人当选为全国老中医药专家学术经验继承工作指导老师。其中第一批师承指导老师郭维淮，带徒 2 人；第二批师承指导老师郭维淮带徒 2 人；闻善乐、孟宪杰、李金明各带徒 1 人；第三批师承指导老师毛天东、张天健等教授共带徒 3 人；第五批导师郭艳锦带徒 2 人，杨生民、全允辉教授带外院徒弟 2 人。

第四节　《中医正骨》杂志的创刊与发展

《中医正骨》杂志创刊于 1989 年，是国家中医药管理局主管、中华中医药学会和河南省正骨研究院（原河南省洛阳正骨研究所）联合主办、国内外公开发行的国家级中医骨伤科学术性期刊，也是中国科技论文统计源期刊、中华中医药学会系列杂志和全国中医药优秀期刊。由我国中医药界首位"白求恩奖章"获得者、首批国家级非物质文化遗产项目——"中医正骨疗法"项目的代表性传承人、平乐郭氏正骨第六代传人郭维淮先生创办并担任主编，110 余位国内知名骨伤科专家组成的编委会。

改革开放以来，随着治疗方法、检查手段和人民生活水平的提高，人民对医疗卫生事业的发展提出了更为迫切的需求。为提高人民健康水平和生活质量，各地学者以创新和发展为主旨，积极开展科研工作，科研成果如雨后春笋般地出现。由于当时中医骨伤的专项期刊较少，中医骨伤科的学术研究缺少交流平台，需要一个专业性强，介绍临床、科研经验全面的刊物，使业界人士都能阅览，以满足学术交流的需要，从而为中医骨伤科的现代化发展服务，《中医正骨》杂志便应运而生了。

建刊之初，在郭维淮先生的带领下，制定了"突出中医骨伤特色，反映学术进展，为促进中医骨伤科现代化服务"的办刊宗旨，使《中医正骨》成为中医特色突出、临床实用性强、办刊定位准确、图文并茂的特色刊物，很快便赢得了广大骨伤界同仁的支持和青睐，发行量逐年增长。

《中医正骨》杂志创刊近 30 年来，坚持并完善了办刊宗旨——突出中医特色，反映学术进展；交流新经验，报道新成果，传递新信息；介绍新技术、新器械；探讨新理论、新方法；以提高为主，兼顾普及；以理论和临床研究为主，兼顾基础研究；为弘扬中国传统医学，提高中医骨伤科学术水平和医疗、科研、教学质量，促进中医骨伤科现代化服务。现已成为骨伤专业发行面较广、影响较大的一份国家级学术刊物，期发行量近万份；先后被《中国科技核心期刊数据库》《中国学术期刊综合评价数据库（CAJCED）》《中国期刊全文数据库（CJFD）》《中国期刊网》《中国学术期刊（光盘版）》《中文科技期刊数据库》（维普网）、《万方数据库》《中文生物医学期刊文献数据库（CMCC）》《中文生物医学期刊引文数据库（CMCI）》、美国《乌利希期刊指南》、波兰《哥白尼索引》等多家大型数据库收录。2010 年 11 月，《中医正骨》被确定为"中国科技核心期刊"，并被收录为"中国科技论文统计源期刊"。

《中医正骨》杂志读者定位准确，期刊品质高，读者已遍布全国各地以及英、美、日、法、德、澳、泰等 25 个国家和地区；为加快骨伤专业科研、医疗、教学成果的推广，加速科技讯息的传播，促进骨伤事业的发展发挥了积极的作用；曾先后多次荣获国家、省优秀科技期刊奖。

未来，《中医正骨》杂志将继续坚持办刊宗旨，突出中医特色，反映骨伤学术的最新进展，为广大读者和作者提供高水平、丰富及快捷的科研信息。

第八章 平乐正骨与中医药文化

第一节 平乐正骨与大医精神

平乐郭氏正骨以疗效独特、医德高尚而饮誉中原，郭氏家族堪称是一代名医世家，更是当代大医的典范，其发展过程中处处彰显着大医精神。何谓"大医精神"？唐代孙思邈在《备急千金要方》中写道："凡大医治病，必当安神定志，无欲无求，先发大慈恻隐之心，誓愿普救含灵之苦，若有疾厄来求救者，不得问其贵贱贫富……勿避险恶，昼夜寒暑，饥渴疲劳，一心赴救，无作功夫形迹之心。如此可为苍生大医，反此则是含灵巨贼。"这篇文章，千古传颂，乃是中医学典籍中论述医德的一篇重要文献。他提出了"大医精神"，核心在于"精"与"诚"。精，即术精，亦即要求医者要有精湛的医术，认为医道是"至精至微之事"，习医之人必须"博极医源，精勤不倦"。诚，即心诚，亦即要求医者要有高尚的品德修养，以"见彼苦恼，若己有之"感同身受的心，发"大慈恻隐之心"，进而发愿立誓"普救含灵之苦"，且不得"自逞俊快，邀射名誉""恃己所长，经略财物"。

"大医精诚"首要是"精"，平乐郭氏正骨对医道之"精"的追求可以概括为三个方面——求知、求新、求精。从郭祥泰、郭聘三，到高云峰、郭维淮，平乐郭氏正骨的理论体系和手法在不断地更新、发展和完善，每一代平乐正骨传人都对中医骨伤学保持极大的求知热情，广采各家之长，不会固步自封。特别是自西方医学传入中国以来，中医面临了巨大挑战，在局面被动的情况下，平乐正骨的传人并不气馁，他们积极学习西医骨伤学中的先进部分，引入先进仪器设备，促进中医骨伤取得新发展。正是这种不断"求知、求新、求精"的精神，使平乐郭氏正骨在中医骨伤众多流派中独树一帜，在历史的长流中屹立不倒。郭氏家族为儒学世家，深受"不为良相，便为良医"的儒学信条影响，其发展方向亦遵循着儒家"修身、齐家、治国、平天下"的理想追求。这种精神可概括为三个层次：医人、医国、医心。首先是医人，医者的首要任务就是解除患者病痛。我国北宋文学家范仲淹认为，医生上可以疗治君王和父母的疾病，下可以救治天下苍生，中可以教人保健养生，益寿延年。郭氏族人世代致力于广大百姓的健康事业，古解战乱金刃刀伤，今除机械跌损折痛，无论是新伤旧患，筋伤骨病，康复护理，都是他们的医疗范围。正所谓"求人一命胜造七级浮屠"，医人正是"仁医"的基本体现。其次是医国，医圣张仲景曾说："进则救世，退则救民。"孙思邈在《备急千金要方》中云："古之善为医者，上医医国，中医医人，下医医病。"因此钻研医道，济世救人，匡扶乱世，成为"上医"，充分体现了大医的理想追求。在平乐正骨发展的 200 多年里，中国社会经历了封建社会、半殖民地半封建社会、社会主义社会等历史变迁，郭氏族人在变革的洪流中，恪守医德，一心为国，不少族人凭借一身正骨绝技，投身于为国为民的伟大事业中，真正做到了"大医医国"。第三是医心，正所谓"医者仁心"，医者不仅要医患者之心，安抚患者心灵伤痛，帮助他们重建生活的信心，正要医己之心，保持自己从医的初心，正直廉洁，不在世俗名利中迷失方向。平乐郭氏正骨相传数代，仁医之心始终如一，得到传承的不仅是正骨手法，更是一心为民的"仁医"精神。

平乐郭氏正骨的大医精神，还深深地烙下了佛家的大慈大悲精神与道家寡欲无为理念的印记，这种精神可以概括为"无私""无畏"。首先是无私，体现在不求钱财，不计私利，不动私心，不谋权贵。平乐正骨自诞生之初，郭祥泰便立下不成文的规矩：来就诊的患者只是象征性地收取诊金，贫穷者可自愿地将菜蔬食品之类的物品放在门口的大箩筐中；实在困难者，甚至可以从箩筐中随意取走所需之物。这种医疗模式，实际上包含了"穷人看病，富人出钱"的理念，这种带有"侠医"精神的思想，正是是"仁医"精神的雏形。后来，平乐郭氏正骨声名日盛，甚至给慈禧太后和许多权贵治过病，郭氏族人也不忘祖训，始终坚持为基层人民服务，不攀附名贵，面对皇宫的邀请也未动摇初心。特别是中华人民共和国成立后，各地平乐正骨传人纷纷贡献出祖传秘方，更是将这种无私精神展现得淋漓尽致。其次是无畏，行医不畏权贵、治病不畏艰险、治学不畏挑战。郭氏族人给乡亲们看病，不仅不计钱财，对有些偏远地区贫困人家还上门诊治。特别是最初在 X 线下进行手法整复，没有一个平乐正骨医生因为惧怕辐射而退缩，更是体现了平乐正骨人的不惧艰险、不畏挑战的精神，为中医正骨的现代化发展做出了不可磨灭的贡献。

总的来说，平乐郭氏正骨所体现出的大医精神，正是以"精""诚"为核心，同时融合了儒家"仁""义"思想，佛家"慈悲为怀"的精神与道家"无为而治"的理念。洛阳作为十三朝古都，历代都是政治、文化、经济中心，儒、道、佛三家思想都在这里得到了广泛的传播，百花齐鸣的学术思想对平乐郭氏正骨"大医精神"的形成提供了土壤和根基。凭着这种独特的平乐正骨精神，平乐郭氏正骨已经走出洛阳，走出国门，走向世界！

第二节　中华老字号——洛阳正骨医院

"中华老字号"是在长期发展中，沿袭和继承了中华民族优秀的文化传统，具有鲜明的地域文化特征和历史痕迹、具有独特工艺和特色的产品、技艺或服务，取得社会广泛认同，赢得良好商业信誉的企业名称，以及老字号产品品牌。

2011 年，在河南省商务厅召开的全省老字号工作会议暨授牌仪式上，河南省洛阳正骨医院（注册商标是"平乐正""白马寺"）被商务部选入全国第二批"中华老字号"。

洛阳正骨医院入选"中华老字号"，这说明了平乐郭氏正骨历史悠久，拥有世代传承的技术，具有鲜明的中华民族传统文化背景和深厚的文化底蕴，已经深入人心，取得了社会的广泛认可，具有较高的知名度和美誉度（图 8-1）。

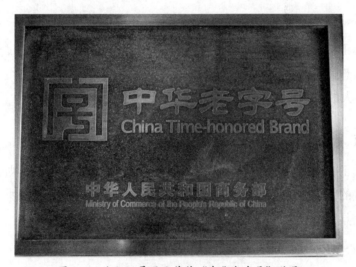

图 8-1　洛阳正骨医院荣获"中华老字号"称号

第三节　国家级非物质文化遗产——平乐郭氏正骨法

2008 年，"平乐郭氏正骨法"入选国家级非物质文化遗产扩展项目名录，这标志着平乐郭氏正骨的发展又上了一个新的台阶。平乐郭氏正骨是对中医骨伤科的发展和补充，在国内占有重要的历史地位，对中医乃至河洛文化都有着重大的意义和价值（图8-2）。

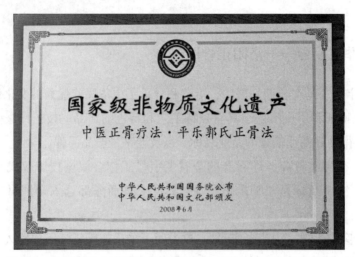

图 8-2 "平乐郭氏正骨法"荣获国家级非物质文化遗产证书

一、历史价值

平乐郭氏正骨盛传八代，历时 220 余年，在平乐郭氏正骨发展的过程中，形成了独特的学术思想体系和独到的临床诊疗技艺，并拥有清晰的学术思想传承脉络，是中医骨伤科中最大的学术流派。

二、学术价值

平乐郭氏正骨至今已有 220 余年的历史，平乐郭氏正骨的"七原则、六方法"理论，经过大量的临床实践，治愈了数以万计的骨伤患者，这些充分证明了它的科学性和系统性，它具有特色鲜明、内涵丰富、疗效独特、技术领先等特点，具有较高的学术价值。

三、实用价值

平乐郭氏正骨有系统的骨伤理论支撑，科学准确的诊断方法，简便可行的复位措施，便捷实用的固定模式，动静结合的功能恢复，以及精细独到的药物治疗，充分显示出平乐郭氏正骨的系统性与完整性以及实用价值。

四、文化价值

在中医史中，民间方法、学术流派的经验总结，形成了我国博大精深的中医药文化。平乐郭氏正骨为普通百姓、达官贵人、社会名流、中外国家首脑治病疗伤，形成了大量神奇的民间传说、故事和医患佳话，其悠久的历史文化和品牌知名度，已成为河南医疗卫生事业走向全国的一张特色名片。在洛阳，平乐郭氏正骨与龙门石窟、洛阳牡丹、洛阳水席并称为"洛阳四绝"。原中央政治局常委李长春赞誉其为"医苑奇葩正骨术，美名堪与牡丹齐"。平乐郭氏正骨传人的诊疗奇迹与神奇传说，对于弘扬中原文化、中医药文化都会产生较大的影响和促进作用，产生无与伦比的文化价值。2009年，一部由河南省洛阳正骨医院投资拍摄，由实力派导演吴子牛执导，著名影星徐帆、赵文瑄主演，以反映洛阳正骨传奇历史，弘扬中医传统优秀文化为主题的36集电视连续剧《大国医》，在全国热播，产生了巨大反响。原卫生部副部长、国家中医药管理局局长王国强说："《大国医》通过引人入胜的故事，跌宕起伏的情节，展示了中医药'简、便、验、廉'的特色与优势，展示了中医药人为国为民、救死扶伤的崇高品德和高超医技，展示了中医药源于实践、高于实践的科学内涵，是中医药文化建设的又一成果，是以文艺形式传播中医药文化的又一次有益尝试。"这部电视剧荣获了全国第十一届精神文明建设"五个一工程奖"。近年来，医院联合中央电视台《新闻联播》《健康之路》《中华医药》《百科探秘》《探索发现》等栏目，播出有关平乐郭氏正骨和洛阳正骨医院专题节目21期，在省市电视台播出节目200多期，在平面媒体刊登稿件670篇。编辑出版了《洛阳正骨临床丛书》《骨伤防治与康复丛书》《平乐正骨》《洛阳正骨志》《洛阳正骨骨伤病症诊疗规范》《洛阳正骨传奇故事》等系列文化丛书，这些文化建设，都使洛阳正骨的品牌形象得到了显著的提升。

五、传承价值

平乐郭氏正骨的传播方式由族内秘传演变为师承传授、学院科班讲授、进修教育、学子传播、专家研讨、中外交流等形式，在国内外广泛传播。依托于河南省洛阳正骨医院（全国骨伤医师培训基地）、郑州市骨科医院、深圳市平乐骨伤科医院、河南中医药大学平乐正骨教改班、湖南中医药大学、安徽中医药大学等为主要传承基地，并通过举办全国骨伤科医师进修班、全国性技术推广学习班及学术会议，同国内外进行广泛的学术交流。目前，平乐郭氏正骨已成为我国中医骨伤科最大的学术流派。

如上所述，正因为平乐郭氏正骨技术拥有自己独特的学术思想体系，所以它才更加具有特色和优势。平乐郭氏正骨的历史有着儒家、道家思想的印记，并在一定程度上契合着中医药的发展脉络，是值得我们认真研究、倾力保护的非物质文化遗产。

六、国家级代表性传承人

郭艳锦，平乐郭氏正骨第七代传人，骨科主任医师，全国名老中医郭维淮高徒，河南省洛阳正骨医院平乐正骨研究室名誉主任。

作为平乐郭氏正骨的后人及主要传承人，郭艳锦自幼跟随祖母高云峰、父亲郭维淮学习医术，通过自己的刻苦学习及长辈们的言传身教，深得家学真传，全面地继承了平乐郭氏正骨学术思想精髓，在临床中熟练地运用中医的理、法、方、药及平乐郭氏正骨传统手法治疗骨伤疾病，将平乐郭氏正骨的学术思想充分运用和发扬。郭艳锦能以"整体辨证、筋骨并重、内外兼治"为总则，灵活掌握运用"治伤手法、固定方法、药物疗法、功能锻炼"的方法及"破瘀、活血、补气"的用药原则，做到用药准确，严谨精炼，效力神奇，备受患者赞誉，医治的患者来自全国各地。

1997 年 4 月，郭艳锦被国家人事部、卫生部、国家中医药管理局确定为"全国名老中医药专家学术经验继承人"；2000 年 12 月跟师期满，圆满出师，所在单位为河南省洛阳正骨医院，指导老师为郭维淮；2007 年荣获中华中医药学会授予的"全国首届中医药传承高徒奖"；2009 年被命名为国家非物质文化遗产"平乐郭氏正骨术"国家级代表性传承人。

在学习实践平乐郭氏正骨技术的同时，郭艳锦不断总结和创新，出版了《平乐正骨》《洛阳平乐正骨》等多部专著。她擅长对颈椎病、股骨头坏死、腰腿痛、肩周炎等骨伤科疑难杂症的治疗，尤其以用药准确，组方严谨精炼，效力神奇而著称。郭艳锦先后发表学术论文数 10 篇，获科技成果奖 8 项。2012 年 8 月，被国家中医药管理局确定为"第五批全国名老中医药专家学术经验继承指导老师"，在传承平乐郭氏正骨医术，振兴中医骨伤科事业方面做出了突出贡献（图 8-3）。

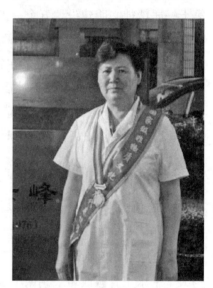

图 8-3　平乐郭氏正骨法
国家级代表性传承人郭艳锦

郭艳幸，女，汉族，1959 年 8 月生，1976 年 7 月参加工作，平乐郭氏正骨第七代传人及流派学术带头人，国家二级主任中医师，教授，博士研究生导师，博士后指导老师，享受国务院政府特殊津贴专家，河南省名中医，河南省中医临床学科领军人才培育对象，洛阳市科技创新领军人才，洛阳市特级名医。现为河南省洛阳正骨医院（河南省骨科医院）业务副院长，现任政协第十一届河南省委员会委员，全国名老中医药专家郭维淮传承工作室负责人，全国中医学术流派——平乐郭氏正骨流派传承工作室负责人，国家"十二五"重点专科学术带头人。曾任河南省第九届人大代表、洛阳市瀍河区人大副主任。

作为平乐郭氏正骨第七代传人，郭艳幸同志全面继承了祖母高云峰、父亲郭维淮的学术经验，掌握了平乐郭氏正骨的学术精髓，实践了平乐郭氏正骨理论的精华，将平乐正骨"三原则""四方法"提升扩展为"七原则""七方法"，创立了平乐正骨平衡理论与气血学说，服务于临床，受到了学术界及患者的一致好评。由于她的学术成就，她被推选为中华中医药学会理事会理事，中华中医药学会骨伤专业委员会副主任委员，中华中医药学会治未病专业委员会副主任委员，中国中西医结合学会骨伤科专业委员会常务委员，世界中医骨伤科联合会常务副主席，世界手法医学联合会常务副主席，河南省中西医结合学会理事会常务理事，河南省中西医结合循证医学专业委员会常务委员。

2002年12月至2010年7月，郭艳幸同志以高层次人才被引进厦门市，工作期间，把平乐郭氏正骨医术及祖传方药传播惠及到闽南及台海两岸，深受当地患者称颂，并担任政协委员及市农工党妇委会副主任，积极参政议政，多次被评为参政议政及参与社会活动优秀个人。2010年7月，受河南省卫生厅、河南省洛阳正骨医院之邀，重返故里，以传承创新、发扬光大平乐郭氏正骨事业为己任，先后发表学术论文140余篇，出版专著9部，获得省部级科技成果5项，地厅级科技成果21项，国家发明专利5项，实用新型专利9项；现主持承担地厅级以上科研项目6项。郭艳幸同志医术精湛，医德高尚，每当坐诊，门庭若市，全国各地慕名前来求医的患者络绎不绝，她对每一位患者都耐心询问，仔细检查，精准诊断，每收奇效，受到广大患者的交口称赞。她注重人才培养，积极传授学术技艺，培养硕士研究生24名、博士研究生2名、博士后3名，取得了显著的成绩。她担任政协第十一届河南省委员会委员，在繁忙的工作之余，关心社会民生及医疗卫生改革，积极调研，参政议政，谏言献策，先后书写政协提案10余份，并参加省政协组织的有关"中医药传承与创新""中医药发展与促进"等专题调研，为保护中医药、推进河南中医药事业的发展，推进医疗卫生事业改革做出了积极贡献。

第九章　平乐郭氏正骨的现代化与国际化

第一节　现代技术与平乐正骨的交融与发展

改革开放以来，河南省洛阳正骨医院及其所属企业进行了技术改造，平乐郭氏正骨迎来了历史上第二次重大飞跃。20 世纪 80 年代是平乐郭氏正骨再创辉煌的年代，这一代平乐正骨人在国家的大力支持下，在运用现代科学技术的基础上，以及郭维淮先生的带领下，创造了一个又一个医学奇迹，取得了一个又一个荣誉，使洛阳正骨医院大踏步地走上了现代化的发展道路，也使平乐郭氏正骨法在学术上取得了重大突破和发展。总的来说，其发展体现在骨伤手术技术上的创新，手术器械设备向高端化、人性化发展，以及管理体制的创新，这些发展使得平乐正骨术与世界接轨，并享誉海内外。

一、与现代科技结合，走技术创新道路

他们大胆创新，引进先进的科学技术，走技术创新道路。在 20 世纪 80 年代首创了"洛阳皮瓣"，90 年代成功地进行了人工关节置换术，达到了世界先进水平。

2001 年，主任医师王战朝率先开展后稳定型膝关节表面假体置换，治疗膝关节骨性关节炎，疗效良好。2002 年，在全省较早地引进带旋转半月板的膝关节表面假体置换新材料、新技术治疗膝关节骨性关节炎，疗效良好，术后患者行走如常。2003 年，洛阳正骨医院开展（全国第三，河南省最早）带有定位导航系统的膝关节表面假体置换新材料、新技术治疗膝关节骨性关节炎，极大地提高了膝关节假体置换的精密性和准确性，为许多中老年膝关节骨性关节炎患者解除了痛苦，带来了福音。

2004 年 4 月，洛阳正骨医院举办全髋关节置换推广学习班，并邀请加拿大专家莎斯科尔教授讲学，做手术示范。同年，洛阳正骨医院不但能置换部分髋关节、单侧全髋关节、双侧全髋关节，而且对治疗髋关节炎引起的骨性关节炎、股骨头坏死晚期、强直性脊柱炎引起的髋关节病变等，都取得了良好效果。2004 年 12 月，主任医师刘又文采用外侧小切口进行全髋关节置换，成功地置换人工关节多例，效果良好，患者满意。

随着时代的发展，人们的生活环境已经发生了巨大的变化，随着机动车辆越来越多，交通事故频发，骨折患者的病情越来越复杂，大多为多发及粉碎骨折，单一的手法复位疗法已经不能适应形势发展。洛阳正骨医院也渐渐地从单一的手法复位发展为手法复位夹板固定、手法复位经皮外固定器固定、手术切开复位内固定等多种方法和技术，继承发扬了传统医学，发明、引进了先进的医疗技术；既保持了中医特色，又实现了与世界先进医学的接轨。

针对不稳定型双踝、三踝骨折，如果复位不良，极易发生创伤性关节炎，影响患者正常的生活和劳动。洛阳正骨医院孟宪杰主任等人认真研究了平乐郭氏正骨各种手法在踝部骨折中的应用，根据踝部骨折类型、移位机理，总结出了一整套分别适用于各种类型踝骨骨折的复位手法，并研制出了一整套符合踝骨骨关节形状，既可以内翻固定，又可以外翻固定的超踝夹板。这种夹板的运用，大大降低了创伤性关节炎的发生率，获得了优于其他疗法的功效，并于 1985 年获得了卫生部科技成果奖。

高书图等人完成的"力臂反弹撬拉固定治疗股骨粗隆部不稳定骨折的临床研究"，于 2005 年荣获"河南省中医药科技成果一等奖"，2007 年荣获"河南省科技进步三等奖"。

此外，围绕手术另一个重要的环节就是麻醉，洛阳正骨医院的麻醉科陆续开展了患者术后自控镇痛术、深静脉置管术（经锁骨下静脉径路、颈内静脉径路）、中心静脉压监测、经鼻盲探气管内插管术、腰硬联合麻醉术、自体血回输技术、神经刺激定位仪引导下的神经阻滞麻醉术诸多新技术项目。

二、手术设备和器械的高端化、人性化

器具固定是巩固复位效果最有效的办法，否则即便整复得再完美无缺，如果很快又变形了，那么手法和手法复位的成效就会前功尽弃。针对复位后的固定，洛阳正骨医院的付光瑞医师还发明了钢针撬拨技术和"经跟距反弹固定器"以及"钳夹加压固定治疗小腿不稳定骨折的器械"。这种钳夹对小腿斜型、螺旋型、粉碎性等不稳定型骨折的治疗，方法简单，效果非常好。不但减少了二次手术的痛苦，而且缩短了治疗时间，因为操作方便，疗效显著，便很快在全国各医院普及起来。为了在教科书中表述方便，后来用发明人的姓氏将它命名叫"付氏钳"，并获得国家级科技成果奖。

股骨颈骨折是老年人的多发病。以前西医治疗是非手术不可，但效果往往又不理想，一是愈合困难，二是容易继发股骨头缺血坏死。张传礼主持研究发明的"鳞纹针穿刺内固定治疗老年新鲜股骨颈骨折"的方法，1985 年获河南省医药卫生科技成果奖。他将骨伤科常用的骨元针改进成鳞纹针，采用穿刺内固定的治疗方法来治疗老年人股骨颈骨折，操作简单，不用切口，不需缝合，患者痛苦少，1 周便可下床，而且能减少并发症，促进愈合，治愈率高。现在，这项研究成果也被推广运用，深得医务工作者

和患者的喜欢。

洛阳正骨医院科研人员宋广献、毛书歌等人带着问题，组织科研人员，利用中医手法和生物力学原理，设计研制了一种钩拉复位固定器。采用钩拉胫骨平台下移的骨折块，配合中医挤压手法，加压固定分离移位的胫骨内外髁，收到了很好的效果。这项成果于 1989 年获得国家中医药管理局科技成果奖。

小儿肱骨髁上骨折尺偏型骨折，手法复位后，采用小夹板固定折端多不稳定，常常引起向尺侧移位或尺倾，从而导致肘关节内翻畸形后遗症。万崇德、谢雅静等科研人员研制了"撬式架"固定器，解决了治疗关节内骨折和近关节骨折，不但避免了因切口复位的再损伤，而且有利于关节功能的恢复，取得了良好疗效，达到了国内外先进水平。1986 年"撬式架固定治疗肱骨髁上尺篇型骨折"的研究获河南省医药卫生科技成果奖。

在手术器械的使用上，洛阳正骨医院采用世界上最先进的材料。2003 年，洛阳正骨医院上肢损伤科首次运用空心加压钛钉固定术。钛钉前方为螺纹，有加压作用，固定牢固，而且骨膜不用广泛剥离，血供破坏较少。后期不易发生内固定退出，患肩关节可早期活动，利于肩关节功能恢复。此项新技术运用后，骨折不愈合率大大降低，取得了良好效果。上肢损伤科还采用张力带钢丝治疗锁骨骨折不愈合和新鲜锁骨骨折有分离倾向者，效果良好。再者，骨折粉碎越来越多，手术切开复位亦得到了进一步发展。对于陈旧骨折不愈合或粉碎骨折手法复位效果欠佳、骨折伴桡神经损伤的患者，需手术切开复位内固定。内固定一般为两大类，一类为带锁髓内针固定，另一类为钢板固定，这两种方法均被广泛运用于临床。早期运用普通钢板固定，此钢板无加压作用，有患者不能克服上肢重力，发生钢板断裂现象，影响骨折愈合，基于以上原因，医院引进了有限接触加压钢板固定治疗肱骨骨折，此钢板贴近骨质采用凹槽设计，使骨质血供得到了保护，加压孔有效起到了加压作用，使折端扣和更为紧密，更有利于骨折愈合。目前广泛运用于临床，取得了较好的疗效。

三、医院管理体制的创新

洛阳正骨医院以市场和患者的需求为导向，不断加强医院管理体制创新，积极深化人事体制改革，整合管理资源，积极向优秀企业学习，引入现代化企业经营机制，实行会计委派制，全成本核算管理，物品采购招标制度，经济实体定期审计制度等。同时加强信息化建设，建立全国联网的收费系统、医院信息处理系统、合理用药系统、电子病历系统、行政后勤管理系统等。医院与北京、上海、台湾等著名的医院管理咨询公司合作，开展医院战略、医院文化、医院流程再造等设计与研究，为医院的持续、健康、协调发展，为实现医院规范化、科学化的管理打下了坚实的基础。为了适应社会、患者及医院自身发展的需要，医院对职能科室进行了大规模的调整，将人事科更名为人力资源部，将总务科更名为物业中心，新成立了战略管理部、营销与客户关系部、科研与知识产权部等。重新设定职能，重新划分职权，将工作重点由传统的经验管理转移到市场开发、战略规划和优质服务上来。为充分体现临床优秀人才的技术优势和业务管理水平，医院引入竞争机制，挖掘潜力，提高工作效率，实行科主任领导下的主诊医师负责制。在分配制度方面，实施基础工资与岗位工资分设制、全员绩效工资制，突出"三个倾斜"，即分配向优秀人才和关键岗位倾斜、向临床一线倾斜、向科研创新倾斜，最大限度地调动全院职工的工作积极性和创造性。医院根据JCI"服务、质量、安全"的理念，建立和完善了临床、医疗科室的规章制度和岗位职责，改进了临床、医疗科室的工作流程，逐步使医院各部门的职责更明确、制度更规范、服务流程更简便、工作效率更高。

如今的洛阳正骨医院已经是全国最大的三级甲等中医骨伤专科医院。继全国骨伤科医疗中心、全国重点中医专科（专病）建设单位、全国骨伤科医师培训基地之后，成为国家中医骨伤科重点专科建设单位、国家药品临床研究基地、国家博士后科研工作站、河南省创伤骨科急救中心、河南省脊柱外科研究治疗中心、河南省中医骨伤工程技术中心、河南省中医骨伤工程技术研究中心，还相继成立了五个名老专家（郭维淮、毛天东、闻善乐、张天健、孟宪杰）工作室，集医疗、教学、科研、生产于一体，涓涓细流汇涌成一条宽广的大河。以特色鲜明、内涵丰富、理论系统、技术领先而驰名中外。

洛阳正骨医院突出了中医特色，丰富了正骨理论，拓宽了技术范围，培养了大量人才，代表着国内中医骨伤治疗的先进水平，享誉海内外。2010年及2014年，医院两次通过国际医院评鉴组织的JCI认证和国际实验室标准（ISO15189）认可；2015年，医院又通过了医疗卫生信息和管理系统协会（HIMSS）6级国际认证，以及洛阳市"市长质量奖"的评审。此外，医院还先后获得"全国卫生系统先进集体""中医名院"等荣誉称号。

医院有两地五址，洛阳东花坛院区占地面积700多亩，在职职工2000余人，核定床位2450张，开放病床1500张，年门诊量达26万人次，年收治国内外住院患者占诊疗患者的23%；医院实施二级分科体系，现设有颈腰痛治疗中心、骨关节病非手术治疗中心、平乐正骨特色手法治疗中心、脊柱损伤治疗中心、膝部损伤治疗中心、髋损伤治疗中心等40个临床业务科室和生化、生物力学等8个基础实验室；拥有河南省第一台ECT-CT图像融合系统、DR、CR、1.5T核磁共振、全自动生化分析仪、全自动酶免分析系统等大型专科医疗设备；拥有河南省正骨研究院、河南省洛正制药厂、河南省洛正医疗器械厂和国家级杂志《中医正骨》编辑部（图9-1）。

白马寺院区是洛阳正骨医院于1956年最早建立的院区，地处洛阳东郊白马寺寺院西侧500米，占地130亩，开放床位300张。该院区以平乐正骨传统疗法为主，开设以颈肩腰腿痛、风湿病、膝关节病、股骨头坏死等中医综合治疗。该院区正在建设中医正骨博物馆，由展示体验区、中医正骨诊疗馆、教学科研馆、中药制剂馆等五部分构成，是一座集医疗、康复、养生、保健、旅游、文化、休闲、商务洽谈于一体，静态展示与现场体验相结合的博物馆（图9-2）。

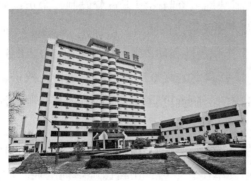 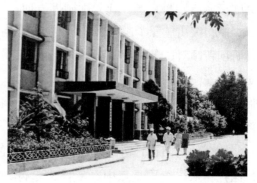

图9-1　洛阳正骨医院东花坛院区　　　　图9-2　洛阳正骨医院白马寺院区

　　2013年2月，在九朝古都洛阳，洛阳正骨医院又一个大手笔项目——河南省洛阳正骨医院医药科技产业园项目在洛阳高新技术开发区落户。项目总投资4.95亿元，计划用地10万平方米，分两期进行，4年内完成全部建设。项目建成后，洛正制药厂、洛正医疗器械厂、省中医骨伤工程技术研究中心，以及洛阳正骨医院分院（门诊部）将整体搬迁至药科技产业园。项目达产后，将实现年产值5.5亿元，年利税9750万元。河南省洛阳正骨医院医药科技产业园项目将成为洛阳正骨医院打造河南骨健康产业的新亮点，为保障群众身体健康、服务经济社会发展做出新的更大贡献！

　　在河南省会郑州，一座宏伟壮观的现代化医院大楼拔地而起，它就是河南省洛阳正骨医院（河南省骨科医院）。郑州院区的建立，是洛阳正骨医院充分发挥自身品牌优势和技术优势，更好地传承创新平乐正骨特色技术，走出洛阳迈向全国的重要一步，是做大做强"平乐正骨"走集团化发展的一个创举。郑州院区规划用地247亩，总投资约8亿元，实际设计总床位约1500张。其中，一期项目设计床位600张，建筑面积67600平方米，已投入使用。郑州院区树立大健康理念，坚持"中西医并重"的方针，突出中医特色，努力创新服务模式，提升服务能力，打造服务品牌。2015年，新成立了河南省首家以骨健康管理为特色的、体现中医治未病理念的健康管理中心。郑州院区以"大专科，小综合，有特色"为发展定位，将平乐正骨传统疗法与现代医学技术相结合。主要设有颈肩腰腿痛科、骨关节病科、手法正骨科、脊柱损伤科、膝部损伤科、髋部损伤科等临床科室（图9-3）。

　　康复院区总规划面积91亩，设计床位500张，是国家临床重点专科、国家中医药管理局重点专科、国家工伤康复试点机构、河南省中医骨伤康复治疗中心、河南省残疾人肢体康复中心、河南洛阳工伤康复中心，与瑞士、日本、德国、俄罗斯等国家的康复界建立了良好的合作关系。

康复院区是洛阳正骨医院拓展的健康服务新领域，依托平乐郭氏正骨200多年形成的技术和品牌优势，以骨科康复和神经康复为龙头。康复院区将以"传承创新，弘扬正骨医术；关爱生命，创造健康人生"为使命，发挥特色优势，努力打造立足洛阳，辐射中原的区域性、专业化的综合康复医院，为河南卫生事业发展做出应有贡献。

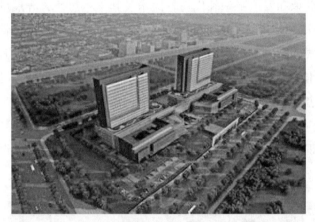

图 9-3　洛阳正骨医院郑州院区

今天的平乐郭氏正骨已成为全国最大的、最具影响力的骨伤科学术流派。洛阳正骨医院自成立以来，之所以能历经60余年的风风雨雨而长盛不衰，皆归功于平乐正骨人的集体智慧及卓识的远见，在继承和发扬传统医药特色的基础上，将传统的平乐郭氏正骨术与现代技术相结合，向着世界骨伤界最高科技水平不断迈进，这也是中医药事业与世界医疗接轨的缩影。由于正骨技术的不断发展创新，临床疗效大大提高，攻克了一项又一项的骨伤科难题，科技攻坚的背后，我们看到了洛阳正骨人的智慧和汗水，以及他们孜孜不倦、不断进取的精神。对于每个平乐正骨传人的成长来说，确立矢志岐黄的理想，达到救死扶伤的目的，是其奋斗的目标，也是其内在的精神力量和抵抗挫折的精神支柱。他们将平乐正骨精神和正骨绝学薪火传承，他们值得尊敬！

第二节　平乐正骨的国际交流与传播

古老质朴的平乐郭氏正骨医术自诞生起，经过郭氏族内五代人的传承，到中华人民共和国成立后，在党和政府弘扬传统文化政策的感召下，平乐郭氏正骨获得了新生，得到了党和各级人民政府的关怀和重视。先后建立了河南省洛阳正骨医院、河南省平乐正骨学院和河南省正骨研究所，平乐郭氏正骨医术由族内传承演变为族外异姓传授，又发展为国内传播和对外传播。

作为现代中医正骨医术的摇篮，河南省洛阳正骨医院、河南省平乐正骨学院、河南省正骨研究所为新中国培养了数以千计的正骨人才。早在 20 世纪 60 年代初，学术交流就开始在省内进行。改革开放以后，学术交流进入黄金时代，交流范围不断扩大，交流形式有来访、学术研讨会、药物展览会、名医座谈会、学习班等。由于交流核心是平乐郭氏正骨医术，所以洛阳正骨医院、河南省正骨研究所成为学术交流的中心，接待了无数的中外学者，其学术思想在国内外产生了较大的影响。

　　为了更好地继承和发展平乐郭氏正骨医术及其学术思想，开展世界范围内的学术交流，洛阳正骨医院从 1961 年到 2004 年，先后举办了 7 届平乐正骨学术研讨会，多次承办了不同形式的学术交流会，接待了国内众多学者和俄罗斯、日本、韩国、印度尼西亚、斯里兰卡、瑞士、意大利、德国、美国、英国、匈牙利、马来西亚、法国等国家的骨伤科学者和学术团体前来参观、交流，缅甸等国派留学生来河南省洛阳正骨医院学习；医院应邀出访了德国、澳大利亚、英国、俄罗斯等国。频繁的对外学术交流，促进了中医正骨事业的发展，弘扬了传统医学，增进了中外友谊，在河南省中医药对外交流史上写下了辉煌的一页（图 9-4 至图 9-21）。

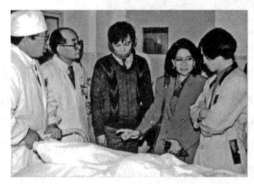

图 9-4　印度尼西亚骨科专家来院参观考察

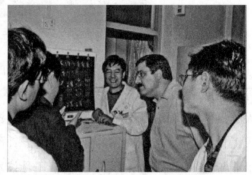

图 9-5　美国骨科专家来院参观考察

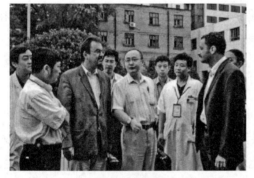

图 9-6　加拿大骨科专家来院参观考察

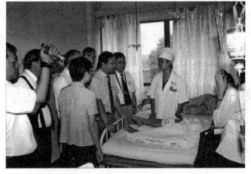

图 9-7　香港骨科专家来院参观考察

　　1986 年，日本北里大学骨科教授柏木大治来洛阳正骨医院访问，进行了学术交流。次年，日本北海道札幌大学骨科教授中原正雄来洛阳正骨医院访问，进行学术交流。

1992 年，缅甸派留学生来河南省洛阳正骨医院学习中医骨伤。同年，洛阳正骨医院院长夏祖昌与河南省省卫生厅领导共赴俄罗斯莫斯科考察访问，签订了技术合作意向。

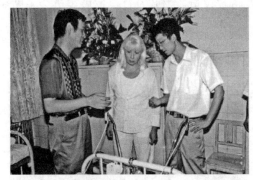

图 9-8　俄罗斯骨科专家来院参观考察

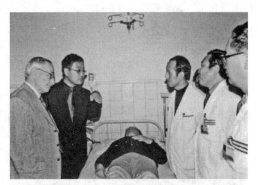

图 9-9　法国骨科专家来院参观考察

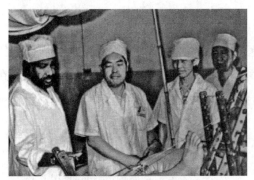

图 9-10　斯里兰卡骨科专家来院参观考察

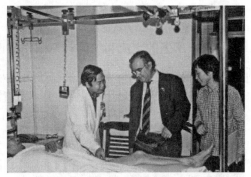

图 9-11　意大利骨科专家来院参观考察

　　1994 年 1 月，应澳大利亚中医中心的邀请，时任洛阳正骨医院院长高子范、主任医师孟宪杰应邀赴澳进行学术交流与访问，就双方学术交流事宜达成了合作意向。1994 年 10 月 14～17 日，洛阳正骨医院承办了“94 中国洛阳中医骨伤国际培训暨学术研讨会”，与会的有 430 多位知名专家、学者和骨伤科工作者，来自国内 26 个省、市、自治区，以及 16 个国家和地区。卫生部副部长兼国家中医药管理局局长张文康、副局长于生龙，河南省副省长李志斌，洛阳市副市长查敏到会祝贺并讲话，河南省卫生厅副厅长徐晖，河南省中医管理局局长庞生、副局长夏祖昌出席大会。大会收到论文 1296 篇，宣读论文 21 篇，611 篇论文编入论文集。

　　1997 年 6 月，联合国特约医生张剑影女士来院参观；同年 11 月 14 日，副院长郭艳幸随团赴德国进行为期 20 天的考察访问和学术交流。2000 年 8 月，德国骨科专家施密德先生来洛阳正骨医院参观讲学。2002 年 4 月，院长杜天信赴英国进行学术交流与访问；同年 8 月，德国著名人工关节专家胡里奥博士应邀请来院进行学术交流，并做手术示范；10 月 16 日，意大利医学专家白雅尼卡罗来院参观，进行学术交流。2004

年 7 月，匈牙利卫生部部长克凯尼·米哈依来洛阳正骨医院参观访问；同年 8 月 7 日，
俄罗斯圣彼得堡卫生官员访问团来院参观访问；同年，英国骨科专家组团来河南省洛
阳正骨医院参观考察；11 月 24 日，马来西亚行政议员、财政及社会发展委员会主席胡
山草沙专程来院就医。

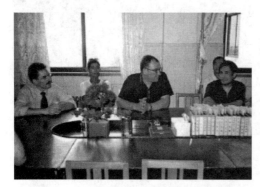
图 9-12　德国骨科专家来院参观考察

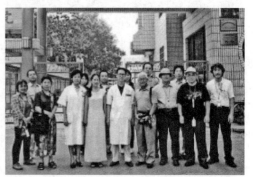
图 9-13　日本骨科专家来院参观考察

除了学术上的交流和访问，洛阳正骨医院先后 8 次派遣援外医疗队分赴埃塞俄比
亚、赞比亚、波兰、厄立特里亚、瑞士等国，为各国人民服务，加强了国际交流，在
国际范围内为平乐郭氏正骨以及中医的传播做出了巨大贡献。

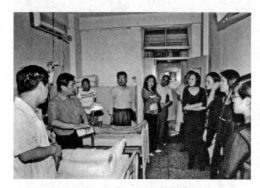
图 9-14　台湾骨科专家来院参观考察

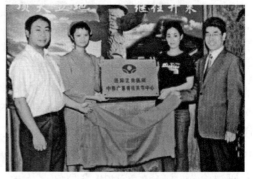
图 9-15　洛阳正骨医院与韩国共建脊柱关节
中心，院长杜天信（左一）出席签字仪式

1999 年，洛阳正骨医院的鲍铁周医师被派到非洲厄立特里亚工作，鲍铁周在那里
用独具特色的平乐郭氏正骨手法治疗腰椎间盘突出症，取得了非常好的疗效。2003 年，
鲍铁周被评选为"全国援外医疗工作先进个人"。2001 年，洛阳正骨医院杨耀洲医师受
河南省卫生厅、河南省中医管理局的委托，被派到瑞士圣加仑州中西医联合治疗中心
工作。在那里，杨耀洲运用传统的平乐正骨的整复手法治疗颈椎病和腰椎病，取得了
满意的疗效。

2006 年 3 月 10 日，对洛阳正骨医院和俄罗斯圣彼得堡国 37 号医院来说，都是一

个值得纪念的日子。在中俄国际医疗中心签字仪式上，当洛阳正骨医院院长杜天信和俄罗斯圣彼得堡国 37 号医院院长里涅茨·尤里·巴夫洛夫维奇微笑着交换签字文本的时候，全场响起了热烈的掌声。这次合作，双方就"专科特色医疗服务""学术交流与合作""推广应用洛阳正骨传统技术"，以及药物和器械推广等达成协议。洛阳正骨中俄国际医疗中心成为河南省在国外建立的第一家全方位合作医疗机构，它的建立，对弘扬中医学，推动中医药走向世界，推动中西医的国际交流具有重要的历史意义。

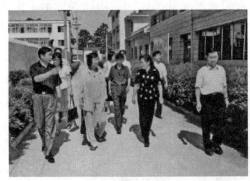

图 9-16　英国骨科专家在院长杜天信（左一）
陪同下参观考察洛正制药厂

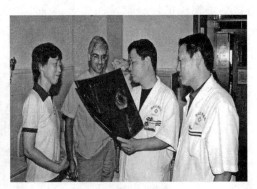

图 9-17　法国患者（左二）来洛阳
正骨医院治疗

　　2011 年 10 月 12 日，德国阿斯克勒皮奥斯骨科医院院长汉尔特先生再次来到洛阳正骨医院，这已经是他第 6 次率团访问医院。这次访问，汉尔特院长除了进行学术讲座外，还对筹建突出中医特色的洛阳正骨医院传统医学中心表示了极大兴趣。双方就医院集团化管理、康复医院建设、急救技术提高等方面进行了深入探讨，并达成了多项合作意向。

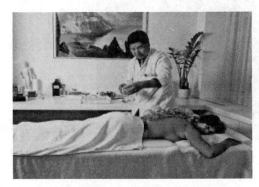

图 9-18　杨耀洲医师在瑞士为患者治疗

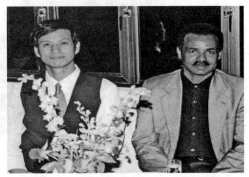

图 9-19　厄立特里亚总统（右）与洛阳
正骨医院援厄医师鲍铁周（左）合影

　　洛阳正骨医院与德国霍德华·阿斯克勒皮奥斯医院是友好医院，双方在医院管理、医疗、护理等多方面开展合作交流。洛阳正骨医院成立了两个中德友好医院合作示范病区，汉尔特先生受聘为该院管理顾问。2009 年，汉尔特先生作为洛阳正骨医院的管理顾问，获得了河南省政府颁发的"黄河友谊奖"。

2010 年 7 月，平乐郭氏正骨第七代传人，非物质文化遗产"平乐郭氏正骨法"国家级代表性传承人郭艳锦教授应中央电视台央视网《华人频道》邀请，接受《华人会客厅》栏目专访，向欧、亚、非等国际社会宣传推介平乐郭氏正骨法，为中医骨伤技术走向国际做出了贡献。

在国际交流和传播中，每一位平乐正骨人都没有忘记自己肩上的使命，他们都努力将平乐郭氏正骨绝学发扬光大，全心全意为患者解除病痛，同时向世界展示了中医的独特魅力和中国医生高尚的医德医风，使平乐郭氏正骨在世界各地都好评如潮。

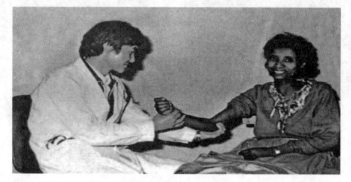

图 9-20　洛阳正骨医院援外医师张俊（左）在埃塞俄比亚为患者疗伤

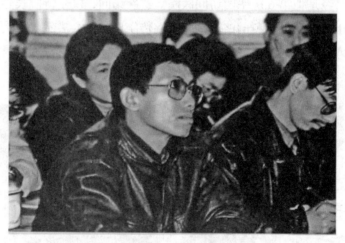

图 9-21　缅甸留学生来洛阳正骨医院学习

第十章　平乐正骨的未来与思考

迄今已有220多年历史的平乐郭氏正骨，从郭家大院的一个小诊所到现在的河南省洛阳正骨医院，成为我国中医骨伤科最大的学术流派，已经不断地发展壮大。平乐正骨培养出的人才已经遍布全国，对我国中医骨伤科事业的发展做出了重要贡献。改革开放以来，平乐正骨人步履矫健，稳步发展，创造出了一个又一个的辉煌。平乐正骨人博采众长，不拘一说，与时俱进，锐意创新，永葆魅力，但他们并不满足于已经取得的成绩，仍然在努力攀登新的高峰，谋求更多的发展机遇。

一、加快技术创新步伐

洛阳正骨医院自创建以来，一直都在创新中求发展，在创新中做大做强。第一任院长、平乐郭氏正骨第五代传人高云峰就非常注重创新，她提倡中西医结合，是平乐郭氏正骨的开拓传承者，她创办了河南省平乐正骨学院、附属医院及研究所，奠定了平乐郭氏正骨的一流水准，使后来的洛阳正骨医院一直处于全国领先地位。历届领导都不忘老院长的谆谆教诲，始终把创新放在首位，他们清楚地知道，创新是医院永不枯竭的动力之源。

在创新方面，医院有驰名中外的"洛阳皮瓣"。这条消息由多家媒体竞相报道，被《中国中医药报》评为年度热点新闻，中央电视台一套《科技博览》栏目也对此进行了专题报道。发展是一个永恒的主题，创新是发展的源泉和动力。正是基于这一认识，平乐正骨人一直把创新作为医院发展的动力之源，精心构筑"创新工程"，让动力之源永不枯竭。今后，医院将进一步加快技术创新步伐，始终占领中医骨伤学术的制高点。

二、人才的培养和引进

近年来，平乐正骨多渠道、多途径培养人才，目前该院已有数名专家分别被聘为博士生导师、硕士研究生导师和兼职教授、副教授。为了引进高层次人才，该院规定：对引进的硕士研究生、博士生和副高以上专家，安排住房，给予科研启动经费，并分别按国家级、省级课题经费的1～2倍进行配套。对于来院工作的博士后人员，医院制定了优厚的待遇政策。

近年来，随着医院人才环境的逐步优化，已经吸引了越来越多的中医骨伤事业高学历人才。在重视引进高学历人才的同时，院领导更是不遗余力地创造条件，营造环境，着力从现有的专业技术人员中培养"金凤凰"。

从 2001 年起，医院在全院开展创建学习型医院的活动，在医院营造"终身学习、全员学习"的良好氛围。医院根据实际，以提高全员素质的继续教育和培训计划在医院各部门启动。对各类专业技术人员分层次进行培训，实行学分制管理。对初级人员，主要进行"三基""三严"训练，强化理论和技能考核；对中级及以上人员，医院制定出了培养继承型、中西医结合型和外向型人才的计划。按照这一规划进行相关培训。医院每年都会从业务收入中拿出专款用于继续教育，积极鼓励业务人员攻读学位，参加各种培训班和出外长期进修学习。

三、促进国内外交流与合作

医院每年都会选派一批优秀中青年技术骨干到北京、上海、广州等地进修学习，以便引进新技术、新项目。洛阳正骨医院与上海中医药大学、河南中医药大学、安徽中医药大学等高校展开合作，互派学者，优势互补，联合培养研究生。同时，将学术交流扩大到国际上，交流形式也多种多样，包括来访、学术研讨会、药物展览会、名医座谈会、学习班等。

四、重视科研工作

尽管医院所处的地域和待遇与国内同类医院相比不是最好的，但洛阳正骨医院尊重人才，努力构建医院以医、教、研、产为一体的发展格局，营造浓郁的学术氛围，让更多骨伤人才有更多施展才华的空间。医院拿出 100 万元设立"郭维淮学术发展基金"，每年都对优秀论文、科研成果、创新人才和引进的新技术进行表彰奖励，这些都极大地调动了业务骨干搞学术、搞科研的积极性。医院多方筹资，完善正骨研究院基础设施，进行了研究院体制改革，完善了中心仪器室、SPF 级动物实验室，新建了国家组织工程中心河南分中心，努力为科研、临床人员创造良好的科研环境，搭建良好的科研平台。

五、提高医疗质量

为了保证医疗质量，该院建立了严格的三级医师查房及疗效评定制度，术前、术后讨论评价制度，专家查房制度，病历终末检查制度等。在抓好基础质量的同时，突出环节质量，强化终末质量。由院领导、科室主任、管床大夫层层把关，一旦发现问题苗头，及时解决处理。全院医护人员都将质量控制工作放在首位，投入大量的时间和精力，确保每一位患者都能得到最好最安全的治疗。

为了提高医疗质量，医院实行专病专治，成立了骨肿瘤、骨结核、骨关节病、骨质疏松、骨髓炎、股骨头坏死、风湿病等7个专病研究小组，分别明确学科带头人，配备了2～3名专业技术人员，并给予启动资金，添置必要设备，聘请国内外专家专题指导，定期组织和参加相关学术会议。医院经常组织专家对专病、专科建设工作进行考核，奖优罚劣。例如，骨髓炎专病组成立后，他们研发的骨炎康系列药物，对患者进行口服、外洗、外敷，并配合引进的中药熏洗机进行综合治疗，效果明显。吸引了新疆、广东、陕西及省内外的大量患者前来就诊，住院患者比以前增加了1倍多，取得了显著的社会效益和经济效益。

六、创建平乐正骨文化，传承平乐正骨精神

220余年来，"平乐郭氏正骨"有许多美丽的传说和神奇的故事，医院围绕"平乐正骨"传奇的历史文化，进行深入挖掘和精心提炼，将其文化精神内涵总结为：兼收并蓄，海纳百川的博大胸怀；精益求精，追求卓越的优良品质；以人为本，苍生大医的崇高医德；励精图治，艰苦创业的奋斗精神。在充分吸收借鉴平乐正骨优秀传统文化和古今中外先进的企业文化的基础上，总结提炼出了洛阳正骨医院"传承创新，弘扬正骨医术；关爱生命，创造健康人生"的医院使命，"关爱、卓越、健康、和谐"的医院精神，"正骨人，人正骨正；医患情，情真心真"的核心价值观。这些医院文化的精髓，既是对洛阳正骨悠久历史的总结，又体现了中医药文化的核心价值，是洛阳正骨品牌文化建设的灵魂和土壤。

非物质文化遗产是历史发展的见证，是珍贵的具有重要价值的文化资源，是中华民族智慧和文明的结晶。为保护好"平乐正骨"这一品牌资源，医院积极申报国家非物质文化遗产。2007年，"洛阳正骨"被列入省级非物质文化遗产名录；2008年，"平乐郭氏正骨法"被列入国家级非物质文化遗产扩展项目名录；2010年，作为"平乐郭氏正骨法"的主要传承者——河南省洛阳正骨医院，被河南省政府确定为河南省非物质文化遗产传习所。

雄关漫道真如铁，而今迈步从头越。全体平乐正骨人经过半个多世纪的辛勤耕耘和开拓进取，创造了平乐正骨事业的辉煌。展望未来，一幅宏伟的蓝图展现在面前，平乐正骨人制定了"坚持科学发展观，以先进的医疗技术为患者提供最完善的专业化优质服务，将医疗、教学、科研、生产相结合，实施品牌战略，使医院成为技术精湛、实力雄厚、有相当规模的国内一流正骨集团"的发展战略。

回顾平乐郭氏正骨的历史，道路坎坷；展望未来，机遇总和挑战并行，我们必须认真深刻地总结经验教训。如何继承和弘扬中医药学，使传统独特的经典技术永葆魅力与活力，这是我们需要思考的问题。

中医对传统文化具有强烈的依赖性，文化的隔离，严重地影响了现代人对中医本

质的判断，撕裂了古今的文化观念。没有传统文化的依托，中医开始渐渐被边缘化，这就使得平乐正骨的传承受到了影响。目前的教育已经很难将中国的传统文化与现代人结合，中医学不仅属于传统医学，它同样具有文化属性，是科学与人文属性的结合。正因为它的文化属性，其与传统文化是不可分割的，所以人才的培养和继承成了很大的问题，这也需要目前教育体制的改革。

近年来，很多中医院中医临床西化严重，有着平乐正骨特色的洛阳正骨医院也面临一些这样的问题，传统的手法诊断逐渐被忽视，却过多地依赖现代医学的检查手段。另外，源于西方的现代 AO 技术（骨折内固定接骨技术）近年在国内骨伤界被广泛应用，经济效益可观，这对传统的平乐正骨手法产生了不小的冲击。

现代的中医教育模式，对经典和古文缺少重视，中医药大学培养出来的人才过分依赖西医的各种检查设备。目前平乐正骨的一批名老骨伤科医师将要退休，出现了青黄不接的现象，医术的传承面临着一些困难。

以上这些是目前中医共同面临的困境，也造成了平乐正骨人才缺乏，这也是值得我们深思和反省的，平乐郭氏正骨作为我国非物质文化遗产，不仅是中国的遗产，更是世界的财富，必须要好好地传承和发展下去。

党的十八届三中全会中对建设文化强国作出了战略部署，平乐正骨应该如何取得一个新的发展，如何使平乐正骨由中国走向世界，成为世界非物质文化遗产，根据中医"天人合一""整体辨证"的思想，继承发扬平乐正骨应该从以下几个方面努力。

一、文化传承

中医学离不开中国传统文化，平乐正骨也同样如此，培养人才也应该从文化的培养入手，应将传统文化与中医学紧密结合，加强对经典的学习，提高医生的中医文化修养，这对临床治疗会有很大的帮助。平乐正骨传承实验班（简称"平乐班"）依托平乐正骨的优势资源，通过高校与医院结合、院校教育与师承教育相结合，创新办学体制和人才培养模式；按照"强化基础、立足传承、系统完整、实用管用"的原则构建平乐正骨传承人才特色课程体系；注重实践，提高学生的临床能力。以上都是为了使平乐正骨能够得到更好的传承。

二、人才引进

医院发展的核心竞争力是人才，人才的引进是平乐正骨未来的重心，中医人才断层、青黄不接，这种局面需要尽快挽救，要想使平乐正骨走向世界，需要每一位平乐正骨人的努力，人才的引进和培养是平乐正骨发展的关键。

三、坚持特色

不受新鲜、陈旧骨折的限制，尽量以手法整复进行治疗，应该保持手法治疗的优势特色，传承和发扬平乐正骨手法，在手法治疗上下大工夫，尽量扩大手法治疗的范围和难度，不追求解剖复位，着重进行功能恢复，减轻患者负担，树立平乐正骨手法治疗的品牌。在手法整复、合理固定的同时，配合内外用药，以中药为主，保持平乐正骨药物的特色，将内治法和外治法相结合，运用中医特色为患者解除病痛，以取得更好的疗效。

四、不断创新

创新包括诊疗技术的创新、医疗设备和器械的创新、医院管理体制的创新，以及创新培养模式，培育平乐正骨传承人才。只有进一步加快技术创新步伐，才能使平乐郭氏正骨始终占领中医骨伤学术的制高点。随着市场经济的不断发展，经营管理在医院运行中的地位越来越重要，正逐步由粗放走向精细，从传统走向创新。只有不断深化医院管理体制改革，才能使平乐正骨医院不断发展壮大，永葆生机。人才培养的模式也需要在创新中寻求发展，办学不是简单地为了培养一个骨科医生，而是要培养出独立思考、有创新能力的人才，如此才能继承和发扬平乐郭氏正骨法和中医骨伤医学。

五、形神并重

康复理疗治伤强调治病先治心，骨伤患者在患病的同时，心理也会出现相应的变化，焦虑、抑郁等不良情绪的出现，会造成生理的多种改变，这不利于骨伤疾病的恢复，中医人应秉承孙思邈大医精诚的精神，给予患者更多的心灵慰藉和关怀，全体医护人员都应该秉承"以人为本"的理念，个体化地给予患者最佳的治疗方案，并帮助患者树立战胜疾病的信心，为治疗和康复创造良好的条件。在治疗过程中，也离不开康复理疗的配合，康复锻炼和理疗一动一静，动静结合，可以更好地让患者恢复功能，功能锻炼需要一整套系统有效的方案和指导，这也是我们需要学习和改进的地方，将中西医进行结合，有针对地摸索出一套个体化的、适合骨折患者的康复锻炼方案，将会提高疗效，缩短疗程。

六、仁心仁术

平乐郭氏正骨之所以能够经久不衰，饮誉中原，除了精湛的医术，靠的就是"大医精诚、医乃仁术"的精神和郭氏家族的祖训，自平乐正骨创立之初，就免费为百姓看病，无论王孙贵族还是平民百姓，都一视同仁，平等对待，经过几代人的艰苦努力，高超的技艺得以传承，大医精诚的精神也被传承下来，并被不断地发扬光大。

中国传统文化是世界文明的瑰宝，而中医既有科学属性，又具有人文属性，其独具特色的理论体系，使得中医能够流传至今，为中华民族的繁衍生息做出了巨大贡献。平乐正骨是我国非物质文化遗产，它以独特的手法配合方药，成为中医学中最重要的一支中医骨伤科流派，平乐正骨肩负着更大的使命。尽管目前面临着诸多的困难，但平乐正骨人将会精诚团结，凝聚智慧和力量，乘风破浪，勇往直前。他们肩负着历史赋予的使命——将平乐正骨发扬光大。因为平乐正骨是中国的，也是世界的。"让平乐正骨造福人类，让平乐正骨后继有人，让平乐正骨兴旺发达，让平乐正骨走向世界"，这是郭家历代正骨大师的夙愿，是一代宗师高云峰的夙愿，也是平乐正骨传承者永远的追求！

附录一

河南省洛阳正骨医院、河南省正骨研究院科研成果获奖项目一览表

2017 年 12 月 29 日整理

序号	项目名称	主要完成人	起止时间	获奖情况			专利情况	备注
				授奖单位	时间	级别		
1	中西医结合手法复位治疗外伤性陈旧性关节脱位	高云峰、曹心一、郭维淮、王新政	1953～1966 年	全国科学大会	1978 年	国家级重大科学技术成果奖		国 1[1]
2	地龙对骨折愈合作用的临床观察	黎君若	1970～1972 年	河南省人民政府	1978 年	河南省重大科学技术成果奖		省部 1[2]
3	中西医结合板式架治疗下肢骨折（弹簧牵引）	黎君若	1970～1975 年	河南省人民政府	1978 年	河南省重大科学技术成果奖		省部 2
4	中西医结合手法整复肱骨外髁翻转骨折	贾满灵、郭维淮、王新政、毛天东、杨振宇	1964～1977 年	全国医药卫生科技大会	1978 年	河南省重大科学技术成果奖		省部 3
5	中西医结合治疗慢性骨髓炎	袁澄波、高子范	1969～1975 年	河南省人民政府	1978 年	河南省重大科学技术成果奖		省部 4
6	中西医结合手法治疗肱骨内上髁 3～4 度骨折	李金明、李黑子、赵东社、王艺	1963～1977 年	河南省人民政府	1978 年	河南省重大科学技术成果奖		省部 5

注：[1] 国 1：指河南省洛阳正骨医院、河南省正骨研究院获得的第 1 个国家级成果。
[2] 省部 1：指河南省洛阳正骨医院、河南省正骨研究院获得的第 1 个省部级成果奖，以下省部 2、省部 3 等依次类推。

续表

序号	项目名称	主要完成人	起止时间	获奖情况			专利情况	备注
				授奖单位	时间	级别		
7	距骨颈骨折和月骨周围性腕骨脱位的临床研究	阎善乐	1965~1980年	河南省人民政府	1980年	河南省重大科学技术成果四等奖		省部6
8	钢针撬压治疗股骨干上段骨折	黎君若、罗运通、郭维准（指导）	1974~1981年	河南省卫生厅	1982年	河南省医药卫生科技成果一等奖		
9	钳夹加压固定治疗小腿不稳定型骨折	付光瑞、张传礼	1979~1981年	河南省卫生厅	1982年	河南省医药卫生科技成果二等奖		
10	小腿内侧肌间隙血管皮瓣	张善才、李金明	1979~1981年	河南省卫生厅	1982年	河南省医药卫生科技成果二等奖		
11	中西医结合治疗肱骨外髁颈骨折	姜友民	1960~1981年	河南省卫生厅	1982年	河南省医药卫生科技成果三等奖		
12	小腿外侧间血管皮瓣——腓骨（腓骨皮瓣）移植	张善才、李金明	1979~1982年	卫生部	1983年	卫生部乙级奖		省部7
13	淫羊藿注射液对试管内鸡胚股骨生长的促进作用	高子范、杨宗智、马克昌、徐根旺	1982~1983年	卫生部	1984年	卫生部乙级奖		省部8
14	钳夹加压固定治疗尺骨鹰嘴骨折	姜友民	1982~1984年	河南省人民政府	1985年	河南省科技成果三等奖		省部9

续表

序号	项目名称	主要完成人	起止时间	获奖情况			专利情况	备注
				授奖单位	时间	级别		
15	鳞纹钉穿刺内固定治疗老年新鲜股骨颈骨折	张传礼、张留栓、付光瑞、郭淑菊	1981～1984年	河南省卫生厅	1985年	河南省医药卫生科技成果四等奖		
16	手法复位夹板固定治疗不稳定型踝部骨折	孟宪杰、裴苗莺、郭维准	1980～1983年	卫生部	1985年	卫生部乙级奖		省部10
17	带血管胫骨皮瓣移植术	李金明、张善才、程春生、张俊	1982～1984年	河南省卫生厅	1985年	河南省医药卫生科技成果四等奖		
18	穿针法治疗髁骨骨折	王天东	1979～1982年	河南省卫生厅	1986年	河南省医药卫生科技成果四等奖		
19	平乐内服接骨丹对骨折愈合作用的临床及实验研究	孙炳烈、黎君若、段庚辰、罗运通、郭维准	1982～1985年	卫生部	1987年	卫生部乙级奖		省部11
20	撬式架固定治疗肱骨髁上尺偏型骨折	万崇德、谢雅静	1984～1985年	河南省卫生厅	1986年	河南省医药卫生科技成果三等奖		
21	小腿内侧逆行岛状皮瓣（胫后动脉逆行岛状皮瓣）的临床应用	张善才、李金明	1981～1985年	河南省卫生厅	1986年	河南省医药卫生科技成果四等奖		
22	黄芪注射液对培养中鸡胚软骨生长和糖胺多糖合成的促进作用	高子范、马克昌、杨宗智、徐根旺、刘月桂、刘万智、冯坤	1984～1986年	河南省卫生厅	1987年	河南省医药卫生科技成果二等奖		

平乐正骨发展简史

续表

序号	项目名称	主要完成人	起止时间	获奖情况			专利情况	备注
				授奖单位	时间	级别		
23	中医手法治疗肱骨髁间骨折	余传仁、姜友民	1979～1986年	河南省卫生厅	1987年	河南省医药卫生科技成果二等奖		
24	医用骨伤科射针器	孙维琭、孙炳烈、黎君若、孟无杰、霍晓兵	1986～1987年	河南省科委	1988年	河南省科技进步二等奖	有	省部12
				国家中医药管理局	1989年	国家中医药科技进步二等奖		
25	钩拉复位固定器治疗胫骨平台	张善才、李金明	1979～1981年	河南省中医管理局	1990年	河南省中医药科技进步二等奖	有	省部13
				国家中医药管理局	1990年	国家中医药科技进步二等奖		
26	慢性创伤性骨髓炎所致骨缺损的中西医结合治疗	程春生、张善才、李金明、张俊、赵庆安、宋克勋、于有智	1986～1989年	河南省中医管理局	1990年	河南省中医药科技进步三等奖		
27	中药电热夹板促进骨折愈合的实验与临床研究	孙炳烈、孙维琭、黎君若、王素芳、郭建刚、赵然、孙娟	1986～1990年	河南省中医管理局	1990年	河南省中医药科技进步二等奖		

续表

序号	项目名称	主要完成人	起止时间	获奖情况				专利情况	备注
				授奖单位	时间	级别			
28	经跟距反弹固定器治疗跟骨骨折	张春健、张卫红、李金明、王淅政、张敏	1988～1990年	河南省中医管理局	1990年	河南省中医药科技进步三等奖			省部 14
				国家中医药管理局	1995年	国家中医药科技进步三等奖			
29	针刺、艾灸促进骨折愈合的研究	张作君、王俊硕、赵然、张梦环、曹顺海、成佳德、孙娟	1987～1990年	河南省中医管理局	1991年	河南省中医药科技进步三等奖			
30	自制复位固定器治疗股骨下段及髁上骨折	李良业、闻亚非、陈洪干、张传礼	1987～1991年	河南省中医管理局	1991年	河南省中医药科技进步三等奖			
31	外翻弹力垫夹板治疗肱骨髁上	任志凯、杨生民、曹海朕、杨明路、赵年友	1987～1991年	河南省中医管理局	1991年	河南省中医药科技进步三等奖			
32	骨碎补壮骨作用的实验研究	马克昌、高子范、刘鲜茹、冯坤、刘月桂、张灵菊、刘万智	1988～1991年	河南省中医管理局	1991年	河南省中医药科技进步三等奖			
33	撬拨复位治疗前臂陈旧性骨折	余传仁、郭淑菊、郑富增	1989～1991年	河南省中医管理局	1991年	河南省中医药科技进步三等奖			

续表

序号	项目名称	主要完成人	起止时间	获奖情况			专利情况	备注
				授奖单位	时间	级别		
34	多功能膝关节测绘板	张敏、王德玺、李金明、林大朋、李贵珏	1990～1991年	河南省中医管理局	1991年	河南省中医药科技进步三等奖		
35	骨不连与骨缺损伴下肢短缩患者的显微外科修复与肢体延长治疗	程春生、张俊、田松、边涛、张善才、贾红伟、赵雅萍	1991～1992年	河南省卫生厅	1993年	河南省医药卫生科技成果三等奖		
36	电针阳明经穴治疗周围神经损伤的临床及实验研究	郝军、赵翠萍、鲍铁周、杨生民、郭维淮、秦刚誉、毛同斌	1988～1991年	河南省中医管理局	1993年	河南省中医药科技进步三等奖		
37	中药对神经纤维再生、神经细胞发育和神经机能改善作用的实验研究	赵翠萍、朱太泳、许保军、秦刚誉、赵然、王健智、孙娟	1988～1992年	河南省中医管理局	1993年	河南省中医药科技进步二等奖		
38	髌骨抱聚器的研制和临床应用	孙永强、姚太顺、陈洪干、王战朝、王俊顾、杨振宇、张梦环	1989～1991年	河南省中医管理局	1991年	河南省中医药科技进步三等奖		

续表

序号	项目名称	主要完成人	起止时间	获奖情况				专利情况	备注
				授奖单位	时间	级别			
39	穿针夹板治疗胫腓骨骨折的临床研究	王俊顾、王健智、高书图、杨振宇、高子范、张梦环、郭艳丝	1988～1993 年	河南省中医管理局	1993 年	河南省中医药科技进步三等奖			
40	多功能加压延长器治疗四肢长骨干不连接与下肢短缩畸形	徐涛、张传礼、徐中一、高书图、杨明路、赵鹤琴、陈金勇	1980～1993 年	河南省中医管理局	1993 年	河南省中医药科技进步三等奖			
41	尺骨额状面截骨治疗陈旧性孟氏骨折	张素天、姜友民、张善才、成传德	1984～1991 年	河南省卫生厅	1994 年	河南省医药卫生科技成果三等奖			
42	旋转可调式床头牵引架的研制	常世卿、李淑华、王苏静、姚大顺、昌甲孝、张志明、王姚杰	1992～1994 年	河南省中医管理局	1994 年	河南省中医药科技进步三等奖		有	
43	益气活血汤对实验性骨折愈合的影响	马克昌、朱太咏、张永红、刘鲜茹、许保军、孟宪杰、莫勋南	1989～1992 年	河南省中医管理局	1994 年	河南省中医药科技进步三等奖			

续表

序号	项目名称	主要完成人	起止时间	获奖情况				专利情况	备注
				授奖单位	时间	级别			
44	中药坚骨液对实验性骨质疏松的防治作用	高子范、冯坤、刘月桂、张灵菊、马青雯	1993～1995年	河南省中医管理局	1995年	河南省中医药科技进步三等奖			
45	骨骼肌缺血／再灌流损伤防治作用的实验研究及临床应用	冯峰、程春生、冯守诚、张俊、张善才	1992～1995年	河南省卫生厅	1996年	河南省医药卫生科技成果三等奖			
46	髋骨钳治疗髋骨骨折的临床及实验研究	张作君、成传德、王俊颀、王战朝、朱明海、郭淑菊、边涛	1994～1996年	河南省中医管理局	1996年	河南省中医药科技进步一等奖		有	省部15
				河南省科委	1997年	河南省科技进步三等奖			
47	筋骨痛消丸的实验及临床研究	段庚辰、许保军、徐根旺、杜志谦、郭维准、杜兴亚	1992～1994年	河南省中医管理局	1997年	河南省中医药科技进步一等奖			省部16
				河南省科委	1998年	河南省科技进步三等奖			
48	仿手法式踝关节骨折复位固定器的设计及临床应用	莫勋南、孟荒杰、任志凯、姚小锐、常旭东、陈柯、莫湘涛	1994～1997年	河南省中医管理局	1997年	河南省中医药科技进步一等奖		有	省部17
				河南省科委	1998年	河南省科技进步三等奖			
				国家中医药管理局	1998年	国家中医药科技进步三等奖			

续表

序号	项目名称	主要完成人	起止时间	获奖情况			专利情况	备注
				授奖单位	时间	级别		
49	小腿复位固定夹板的研制及应用	仝允辉、常旭东、李冠军、张永红、昌利孝、张天健、李良业	1992～1996年	河南省中医管理局	1997年	河南省中医药科技进步二等奖	有	
50	骨愈宝治疗创伤骨折延愈合和不愈合的临床与实验研究	毛书歌、郭建刚、冯坤、赵庆安、赵然、侯桂英、周英杰、毛天东、张茂	1995～1998年	河南省中医管理局	1998年	河南省中医药科技进步一等奖		省部18
51	经皮钳外固定治疗跖跗关节骨折脱位的临床应用研究	孟宪杰、莫勋南、姚大顺、任志凯、赵庆安、姚小锐、常旭东	1994～1998年	河南省科委	1999年	河南省科技进步三等奖		
				河南省中医药管理局	1998年	河南省中医药科技进步二等奖		
				国家中医药管理局	1999年	国家中医药科技进步三等奖		
52	七香电热药枕治疗颈椎病的研究	郝军、裴会芳、许保军、杨耀洲、鲍铁周、夏华玲、郝英	1993～1998年	河南省中医管理局	1998年	河南省中医药科技进步一等奖		
53	临床拍片多功能固定器的研制及临床应用	武跃建、赵庆安、郭艳幸、曹亚飞、符孔周、张建六、陈占清	1997～1998年	河南省中医管理局	1998年	河南省中医药科技进步二等奖		

续表

序号	项目名称	主要完成人	起止时间	表奖情况			专利情况	备注
				授奖单位	时间	级别		
54	框槽式洗片架的研制及临床应用	武跃建、赵庆安、曹亚飞、郭艳幸、张嫩南、陈占清、谢流通	1996~1998年	河南省中医管理局	1998年	河南省中医药科技进步三等奖		
				洛阳市科委	1998年	洛阳市科技进步三等奖	有	
55	平乐郭氏正骨经验整理研究	郭维淮、张茂、郭艳幸、谢雅静、毛天东	1990~1999年	河南省中医管理局	1999年	河南省中医药科技进步一等奖		
56	针刺内麻点麻醉在四肢骨科手术中的应用	常庚申、马克昌、谢文、智桃阁、谢艳、王灵贤、庞学智	1990~1999年	河南省中医管理局	1999年	河南省中医药科技进步一等奖		
57	经皮钳夹固定治疗胫腓骨分离的临床应用研究	姚太顺、曹亚飞、孟宪杰、李鬲增、陈秀民、高金亭、张耘	1997~1999年	河南省中医管理局	1999年	河南省中医药科技进步二等奖		
58	自控中药湿热敷治疗机的研制及临床应用	程春生、冯峰、张耘、贾红伟、李春游、郭建刚、赵雅萍、张俊、张善才	1991~1999年	河南省中医管理局	1999年	河南省中医药科技进步二等奖		

续表

序号	项目名称	主要完成人	起止时间	获奖情况				专利情况	备注
				授奖单位	时间	级别			
59	腰骶神经吻合改善自主性神经原性膀胱功能实验研究	马虎升、孙正义、赵庆安、冯峰、王栓科、张祥生、张海鸿	1998～2000年	河南省中医管理局	2000年	河南省中医药科技进步一等奖			省部19
60	益气活血冲剂对创伤致脊损伤的保护作用	马克昌、谢文、谢艳、刘尚才、张瑞萍、郭畅、李立南	1998～2000年	河南省人民政府	2002年	河南省科学技术进步三等奖			
61	壮筋活血汤治骨性关节炎的实验与临床研究	郭建刚、曹向阳、冯坤、李无阴、赵然、侯桂英、陈宝龙	1997～2000年	河南省中医管理局	2000年	河南省中医药科技进步一等奖			
62	颅环牵引下配合手法复位颈椎脱位并双侧关节突绞锁	周英杰、赵庆安、郭艳幸、史相钦、李立新、莫湘涛、李志伟	1996～2000年	河南省中医管理局	2000年	河南省中医药科技进步二等奖			
63	多功能头部固定牵引架的研制及临床应用	常庚申、裴会芳、姬润弘、侯志远、魏润玲、田金玲、王红丽	1997～1999年	河南省中医管理局	2000年	河南省中医药科技进步二等奖			

续表

序号	项目名称	主要完成人	起止时间	获奖情况			专利情况	备注
				授奖单位	时间	级别		
64	双腔气囊胃管的研制及临床应用	陈晚英、何晓真、李无阴、杨维晓、张俊、贾春霞、马春风	1998～2000年	河南省中医管理局	2000年	河南省中医药科技进步二等奖	有	
65	骨折病人专用服装的研制及临床应用	贾春霞、赵爱琴、廖继东、何晓真、何玉敏、陈晚英、李桂云	1999～2000年	河南省中医管理局	2000年	河南省中医药科技进步二等奖	有	
66	《平乐正骨》	郭维淮、张茂、郭艳幸、毛天东、谢雅静	1990～1999年	河南省科学技术厅	2000年	河南省科技进步一等奖		省部20
				中华中医药学会	2001年	"康来特杯"全国中医药优秀学术著作一等奖		
67	《腕关节损伤》	闻善乐、闻亚非、王芳轩、李良业、赵庆安、高书图、边膨涛	1990～1997年	河南省卫生厅	2000年	河南省医药卫生科技成果二等奖		
68	《现代创伤与急救》	王战朝、张作君、成传德、杨明路、张智敏、李西要、杨翠英	1993～1996年	河南省卫生厅	2001年	河南省医药卫生科技成果二等奖		

续表

序号	项目名称	主要完成人	起止时间	授奖单位	时间	级别	专利情况	备注
69	《踝关节外科》	姚太顺、孟宪杰、刘兴才、赵祚恭、陈洪干	1995～1998年	河南省卫生厅	2001年	河南省医药卫生科技成果三等奖		
70	角度牵引法治疗退变源性颈椎病	鲍铁周	1998～1999年	厄立特里国卫生部	1999年	厄重大科技发明奖		
71	膝部肿瘤切除后带血管Ⅱ型骨移植Ⅰ期修复重建膝关节功能的临床研究	冯峰、王新卫、李东升、张志勇、朱明海、刘兴才、张春建	1996～2001年	河南省中医管理局	2002年	河南省中医药科技成果一等奖		
72	经皮钢针撬拨复位、鱼嘴钳固定治疗胫骨平台骨折的临床应用研究	杨明路、王战朝、李无阴、李慧英、王俊顾、李西要、黄霄汉	1998～2001年	河南省中医管理局	2002年	河南省中医药科技成果一等奖		
				河南省科学技术厅	2003年	河南省科技进步二等奖	有	省部21
73	《骨生理学》	马克昌、冯坤、朱太咏、郭建刚、王金萍	1995～1999年	河南省中医管理局	2002年	河南省中医药科技成果二等奖		
				河南省中医管理局	2002年	河南省中医药科技成果一等奖		
74	《实用骨科护理学》	何晓真、张进川、何玉敏、陈晚英、李淑花、裴会芳、李秋玲	1997～1999年	中华中医药学会	2001年	"康来特杯"全国中医药优秀学术著作优秀奖		

续表

序号	项目名称	主要完成人	起止时间	获奖情况				专利情况	备注
				授奖单位	时间	级别			
75	驻春胶囊治疗原发性骨质疏松实验和临床研究	古建立、孙帅、王健智、冯坤、郭艳锦、杜志谦、宋素琴	1998~2001年	河南省中医管理局	2002年	河南省中医药科技成果一等奖			省部22
				河南省科学技术厅	2002年	河南省科技进步三等奖			
76	平乐郭氏正骨外洗药"消肿活血散"的研究	郭艳幸、杜志谦、夏华玲、赵翠萍、赵新杰、李军红、靳雪玲	1996~2001年	河南省中医管理局	2002年	河南省中医药科技成果一等奖			省部23
				河南省科学技术厅	2002年	河南省科技进步三等奖			
77	屈曲复位手法治疗腰椎间盘突出症的临床研究	郭艳幸、毛书歌、赵庆安、孔西建、鲍铁周、郭艳锦、常正委	1995~2001年	河南省中医管理局	2002年	河南省中医药科技成果二等奖			
78	经皮植骨术治疗骨不连临床研究	周英杰、赵庆安、郭艳幸、石福明、马虎升、史相钦、李立新	1999~2001年	河南省中医管理局	2002年	河南省中医药科技成果三等奖			
79	鹰嘴抓复外固定器的研究及临床应用	李跃先、赵庆安、刘兴才、张作君、韩军照、成爱武、杨林平	1998~2001年	河南省中医管理局	2002年	河南省中医药科技成果三等奖			

续表

序号	项目名称	主要完成人	起止时间	获奖情况			专利情况	备注
				授奖单位	时间	级别		
80	丹参中丹参酮 ⅡA 受热含量降低的规律研究	杜志谦、杜天信、冯坤、刘培建、赵薪杰、刘晓红	2000～2002 年	河南省中医管理局	2003 年	河南省中医药科技成果一等奖		省部 24
				河南省人民政府	2004 年	河南省科技进步二等奖		
81	补肾中药方对原发性骨质疏松症的治疗作用及作用机制研究	朱太咏、杜天信、王相奇、杜志谦、李根林、刘建民、刘文文	2000～2003 年	河南省中医管理局	2003 年	河南省中医药科技成果一等奖		省部 25
				中华中医药学会	2005 年	中华中医药学会科学技术进步奖二等奖		
82	化岩胶囊治疗骨肉瘤实验与临床研究	古建立、郭建刚、李东升、杜志谦、韩新峰、郭艳莘、张志勇	2000～2003 年	河南省中医管理局	2003 年	河南省中医药科技成果一等奖		
83	展筋丹的系列开发研究	冯坤、高子范、杜志谦、王建智、陈宝龙、谢文、张玲菊	2000～2003 年	河南省中医管理局	2003 年	河南省中医药科技成果一等奖		
84	平乐活血止痛膏的研究	马克昌、郭维淮、朱太咏、谢文、谢艳、杜志谦、王战朝、曹向阳、夏华玲	2000～2004 年	河南省中医管理局	2004 年	河南省中医药科技成果一等奖		

续表

序号	项目名称	主要完成人	起止时间	获奖情况			专利情况	备注
				授奖单位	时间	级别		
85	带蒂髂骨皮瓣移植治疗前臂骨与皮缺损	石福明、李凤春、李朝晖、马虎升、周英杰、张俊杰、王新卫、万富安、史相钦	2000～2004年	河南省中医管理局	2004年	河南省中医药科技成果二等奖		
86	颧骨颧弓复位钩治疗颧骨颧弓骨折的临床与实验研究	曹向阳、赵冶伟、韩新峰、朱太咏、韩新峰、曹向东、闻亚非、李小玲	2000～2004年	河南省中医管理局	2004年	河南省中医药科技成果二等奖		
87	黑膏药制作机的研制	王苏静、杜天信、曹向阳、常世卿、郭畅、刘培建、张鸿超	2000～2004年	河南省中医管理局	2004年	河南省中医药科技成果二等奖		
88	髋臼发育不全动物模型制作及其力学测定	马虎升、周英杰、张俊、高书图、刘又文、曹海云、许建波、石福明、郑怀亮	2000～2004年	河南省中医管理局	2004年	河南省中医药科技成果三等奖		
89	中医骨伤科发展战略研究	韩新峰、杜天信、卢幸、高书图、裴会芳、白颖、曹向阳、杜志谦、宋宏卿	2001～2005年	河南省中医管理局	2005年	河南省中医药科技成果一等奖		

续表

序号	项目名称	主要完成人	起止时间	获奖情况			专利情况	备注
				授奖单位	时间	级别		
90	力臂反弹撬拉固定治疗股骨粗隆部不稳定骨折的临床研究	高书图、陈洪干、李红军、曹向阳、许建波、陈柯、韩卢丽	2001～2005年	河南省中医管理局	2005年	河南省中医药科技成果一等奖		省部26
				河南省人民政府	2007年	河南省科技进步三等奖		
91	针刺内麻点用于手术后镇痛应用的临床应用研究	常庚申、冯坤、于国军、朱桂枝、荆群智、王红丽、裴会芳、李毓、唐时荣、张中利、李随花、杨惠菊、秦文英、张继洛	2001～2005年	河南省中医管理局	2005年	河南省中医药科技成果一等奖		国家局推广项目
92	经皮钳治疗胫腓型骨折的临床疗效与评价	杨明路、王战朝、高书图、闫战民、孙永强、莫剑南、姚小锐、俞长纯、齐兵、杜志谦、张敏、赵大伟、尚延春、黄霄汉	2001～2005年	河南省中医管理局	2005年	河南省中医药科技成果一等奖		省部27
				河南省人民政府	2006年	河南省科技进步二等奖		
93	优值牵引法治疗颈型颈椎病的临床疗效研究与评价	鲍铁周、宋永伟、赵玛丽、杜志谦、曹向阳、李新生、杨光明	2001～2005年	河南省中医管理局	2005年	河南省中医药科技成果一等奖		

续表

序号	项目名称	主要完成人	起止时间	授奖单位	获奖情况 时间	级别	专利情况	备注
94	洛阳皮瓣、骨皮瓣技术的临床应用研究	程春生、张善才、李金明、高书图、李无阴、单海民	2002～2005年	河南省中医管局	2005年	河南省中医药科技成果一等奖		
				中国中西医结合学会	2007年	中国中西医结合学会科学技术奖一等奖		省部28
95	前软骨干细胞向软骨细胞分化的实验研究	曹向阳、饶耀剑、鲍铁周、杜志谦、石福明、李红军	2002～2005年	河南省中医管理局	2005年	河南省中医药科技成果二等奖		
96	可调悬吊式固定器研究和临床应用	周英杰、高书图、曹向阳、郑怀亮、马虎升、崔宏勋、赵刚	2002～2005年	河南省中医管理局	2005年	河南省中医药科技成果二等奖		
97	中医骨伤常见病证诊疗规范研究	杜天信、高书图、程春生、许建波、仝允辉、陈子纲	2002～2006年	河南省中医管理局	2006年	河南省中医药科技成果一等奖		
98	中医骨伤病证诊疗规范与计算机监控系统的开发应用研究	杜天信、高书图、王战朝、许建波、程春生、仝允辉、陈子纲、赵移膀、白颖、牛伟刚	2007年	中华中医药学会	2007年	中华中医药学会科学技术奖二等奖		省部29

续表

序号	项目名称	主要完成人	起止时间	获奖情况			专利情况	备注
				授奖单位	时间	级别		
99	一期显微外科修复治疗足部复合组织缺损的临床研究	程春生、贾红伟、张耘、赵治伟、单海民、赵祥琳、查来青	2002~2006年	河南省中医管理局	2006年	河南省中医药科技成果一等奖		
100	牵弹三步法治疗腰椎间盘突出症的技术整理与多中心临床评价	鲍铁周、宋永伟、李新生、赵玛丽、李道通、马跃敏、赵金风	2002~2006年	河南省中医管理局	2006年	河南省中医药科技成果一等奖		国家局推广项目 省部30
				河南省人民政府	2009.12	河南省科学技术进步奖二等奖		
101	中药复方治疗骨质疏松性骨折的机制及其临床应用研究	冯坤、高书图、谢文、郭建刚、王健智、刘义文、陈宝龙	2002~2006年	河南省中医管理局	2006年	河南省中医药科技成果一等奖		
102	撬式架固定治疗肱骨髁上尺偏型骨折多中心临床疗效研究与评价	万富安、李文霞、仝允辉、李冠军、郭艳革、陈伯祥、李卫平	2002~2006年	河南省中医管理局	2006年	河南省中医药科技成果二等奖		国家局推广项目
103	跟骨骨折手术治疗中Broden位X线监控技术应用的研究	张耘、赵金忠、程春生、查来青、付新阳、冯卫华、陈亚玲	2002~2006年	河南省中医管理局	2006年	河南省中医药科技成果三等奖		

续表

序号	项目名称	主要完成人	起止时间	获奖情况			专利情况	备注
				授奖单位	时间	级别		
104	中医骨科临床诊疗规范监控与咨询系统	赵移畛、杜天信、高书图、白颖、王战朝、许建波、张耘	2002～2006年	河南省中医管理局	2006年	河南省中医药科技成果三等奖		
105	名老中医学术思想、经验传承研究——郭维淮学术思想及临证经验研究	王战朝、郭艳锦、高书图、杜志谦、朱明海、马珑、薛素民、黄睿汉、陈海龙	2005.04～2006.12	河南省中医管理局	2007年	河南省中医药科技成果一等奖		省部31发证时间为2009年6月6日
				中华中医药学会	2008年	中华中医药学会科学技术奖二等奖		
106	人参皂苷 Rg1 对骨髓基质干细胞分化软骨细胞作用研究	曹向阳、吕振超、徐蕾、程春生、杜志谦、范克杰、饶耀剑	2005.05～2007.05	河南省中医管理局	2007年	河南省中医药科技成果二等奖		
107	中医骨伤护理规范的研究	张淑卿、樊英戈、周晓峰、李海婷、李红玲、介玉娇、王朝娟、徐巧妮、韦小玲、赵继红、李妙芳、杨金莲	2000.01～2006.12	河南省中医管理局	2007年	河南省中医药科技成果二等奖		省部32发证时间为2009年6月6日
				中华中医药学会	2008年	中华中医药学会科学技术奖三等奖		

续表

序号	项目名称	主要完成人	起止时间	获奖情况				专利情况	备注
				授奖单位	时间	级别			
108	《肘关节损伤》	阎善乐、阎亚非、石福明、李良业、李凤春、吕松峰、刘威	1996.01～2004.12	河南省中医管理局	2007年	河南省中医药科技成果二等奖			
109	"洛阳正骨"文化建设研究	杜天信、白颖、赵红霞、杜志谦、宋宏卿、王建智、王学全	2005.05～2007.05	河南省中医管理局	2007年	河南省中医药科技成果一等奖			
110	股骨头坏死塌陷预知及关节牵开成形器的临床研究	刘又文、高书图、张宏军、徐蕾、陈献韬、段卫峰、杜贵强、张晓东、李建明	2004.01～2007.12	河南省中医管理局	2008.12	河南省中医药科技成果一等奖			
111	牵复三步法治疗环枢关节错缝的临床研究与评价	毛书歌、李新生、鲍铁周、李志强、赵明宏、鲁海宏、李道通、李利、赵村辉、张杰、毛天东	2005.03～2008.05	河南省中医管理局	2008.12	河南省中医药科技成果一等奖			

续表

序号	项目名称	主要完成人	起止时间	获奖情况			专利情况	备注
				授奖单位	时间	级别		
112	经跟距反弹固定器治疗眼骨关节内骨折临床疗效研究与评价	任志凯、李晓峰、苏攀、齐兵、莫勋南、甄相周、李西要、杜约立、明新会、李朝晖、张云飞、姚小锐、姚太顺	2004.03～2008.04	河南省中医管理局	2008.12	河南省中医药科技成果一等奖		
113	经皮穿针外支架固定治疗股骨转子间不稳定型骨折临床疗效评价与研究	高书图、刘又文、张晓东、李建明、陈献韶、杜志谦、赵增林、习平山、海永刚	2005.01～2008.04	河南省中医管理局	2008.12	河南省中医药科技成果一等奖		省部33
114	益气生骨法促进创伤骨折愈合的作用及作用机制的实验研究	朱太咏、谢艳、谢文、毕军花、张国梁、马虎升、张瑞萍、张虹	1999.09～2007.12	中华中医药学会	2009.12	中华中医药学会科学技术奖二等奖		
				河南省中医管理局	2009.08	河南省中医药科技成果二等奖		
115	前方髋入路股人工全髋关节置换术中的应用	刘又文、高书图、陈献韶、陈柯、杜志谦、段卫峰、王智勇	2006.02～2008.10	河南省中医管理局	2009.08	河南省中医药科技成果一等奖		

续表

序号	项目名称	主要完成人	起止时间	授奖单位	时间	级别	专利情况	备注
116	早期动态 MRI 增强斜率值对肌肉骨骼系统良恶性肿瘤鉴别诊断的临床研究	郭会利、高书图、张敏、张国富、陈亚玲、水根会、陈殿森	2004.01～2008.12	河南省中医管理局	2009.08	河南省中医药科技成果一等奖		
117	"筋为骨用"理论方法综合治疗膝关节骨性关节炎的研究	郝军、高文香、邹春蕾、徐蕾、高书图、石英	2005.05～2008.12	河南省中医管理局	2009.08	河南省中医药科技成果一等奖		省部 34
				中华中医药学会	2010 年	中华中医药学会科学技术奖三等奖		
118	经皮加压带锁肱骨髓内钉的研究及临床应用	张作君、王俊顺、牛素玲、朱太咏、孙永强、昌中孝、杨林平、赵明、崔泽升、许海燕、夏凯、王少纯、王向峰、李文庆	2003.01～2007.10	河南省中医管理局	2009.08	河南省中医药科技成果一等奖		省部 35
				中华中医药学会	2010 年	中华中医药学会二等奖		
119	三维屈曲旋加平拉背顶压治疗旁中央型腰椎间盘突出症的技术整理与临床评价	毛书歌、宋永伟、李志强、姬渐弘、鲍铁周、黄楚盛、李艳玲	2006.02～2008.05	河南省中医管理局	2009.08	河南省中医药科技成果一等奖		

续表

序号	项目名称	主要完成人	起止时间	获奖情况			专利情况	备注
				授奖单位	时间	级别		
120	郭维淮专家诊疗系统的研究与开发	赵移瞻、王战朝、马珑、裴会芳、李会强、潘丹妹、郭刚、郭艳锦、庞浩杰、张明、高红梅	2006.07～2008.06	河南省中医管理局	2009.08	河南省中医药科技成果一等奖		
121	"洛阳正骨"品牌建设与综合开发利用	杜天信、白颖、裴会芳、杜志谦、赵红霞、丁娟、赵移瞻、张敏	2006.10～2008.06	河南省中医管理局	2009.08	河南省中医药科技成果一等奖		
				中华中医药学会	2010年	中华中医药学会科学技术奖三等奖		
122	丹参、红花、川芎嗪注射液干预显微外科术后血管危象的实验及临床研究	程春生、查朱青、单海民、杜志军、赵治伟、吕松峰、姚俊娜、马文龙、石宁宁	2007～2010年	河南省中医管理局	2010.09	河南省中医药科技成果一等奖		
				中华中医药学会	2010年	中华中医药学会二等奖		

续表

序号	项目名称	主要完成人	起止时间	获奖情况			专利情况	备注
				授奖单位	时间	级别		
123	平乐正骨手法复位微创内固定治疗股骨转子间骨折的临床研究	刘又文、高书图、杜文生、陈献韬、杜贵强、陈晓霞、张晓东、陈柯、段卫明、李建明、张颖、米豫飞、田可为	2007～2010年	河南省中医管理局	2010.09	河南省中医药科技成果一等奖		省部 36
				中国中西医结合学会	2011.12	中国中西医结合学会科学技术奖三等奖		
124	rh-BPM2/CPC应用于经皮椎体成形术治疗骨质疏松性椎体压缩骨折的实验研究	周英杰、赵刚、史相钦、郑怀亮、李立新、崔宏勋、王少纯、刘宏建、赵鹏飞、李森、柴旭斌	2007～2010年	河南省中医管理局	2010.09	河南省中医药科技成果一等奖		省部 37
				河南省人民政府	2011.12	河南省科学技术进步奖三等奖		
125	四肢常见骨折功能锻炼规范的研究	张淑卿、李海焯、樊英戈、介玉娇、韦小玲、李仙、徐巧妮、李伟、赵继红、薛素民、李红玲、周晓峰、杨金莲、李妙芳	2007～2010年	河南省中医管理局	2010.08	河南省中医药科技成果一等奖		

续表

序号	项目名称	主要完成人	起止时间	获奖情况			专利情况	备注
				授奖单位	时间	级别		
126	生肌中药复合封闭负压引流技术影响创面愈合的实验研究	冯峰、万明才、李勇军、李成军、李妙芳、王新卫、陈淑娟	2007～2010年	河南省中医管理局	2010.08	河南省中医药科技成果二等奖		
127	川芎嗪注射液干预皮瓣组织移植缺血再灌注损伤的实验研究	单海民、程春生、赵治伟、程真真、郭继锋、马文龙、查术青、姚俊娜、石宁宁	2007～2010年	河南省中医管理局	2010.08	河南省中医药科技成果二等奖		
128	"洛阳正骨"品牌建设的探讨与实践	杜天信、白颖、李四中、赵红霞、李会强、王庆丰、赵移胜	2005～2010年	河南省中医管理局	2011.08	河南省中医药科技成果一等奖		省部38
				中国医院协会	2011.08	中国医院协会医院科技创新奖三等奖		
129	郭维淮经验方"通经活利汤"的研究	杜志谦、杜天信、王战朝、郭艳幸、夏华玲、郭继锋、王庆丰		河南省中医管理局	2011.08	河南省中医药科技成果一等奖		省部39
				中华中医药学会	2013.11	中华中医药学会科学技术奖二等奖		

续表

序号	项目名称	主要完成人	起止时间	获奖情况			专利情况	备注
				授奖单位	时间	级别		
130	筋骨痛消丸生产工艺的关键技术研究与应用	王苏静、赵新杰、夏华玲、杜天信、常青、刘培建、江海肖		河南省中医管理局	2011.08	河南省中医药科技成果一等奖		
131	磁共振波谱分析对骨与软组织肿瘤良恶性鉴别诊断的临床研究	郭会利、陈殿森、张国富、水根会、刘玉珂、郭克华、侯洪涛		河南省中医管理局	2011.08	河南省中医药科技成果一等奖		
132	毛天东临床经验、学术思想研究	时国富、毛书歌、阮成群、李光明、陈利国、刘文文、李志强		河南省中医管理局	2011.08	河南省中医药科技成果一等奖		
133	低浓度医用臭氧局部注射治疗软组织损伤疼痛的对比性研究	鲍铁周、李新生、朱永伟、李志强、程坤、李道通、王冲		河南省中医管理局	2011.08	河南省中医药科技成果二等奖		
134	活血灵预防骨科术后下肢深静脉血栓形成的临床研究	沈素红、郭艳苹、陈珂、张江涛、马珑、席占国、郭伽宜		河南省中医管理局	2011.08	河南省中医药科技成果二等奖		

续表

序号	项目名称	主要完成人	起止时间	获奖情况				专利情况	备注
				授奖单位	时间	级别			
135	图像融合技术在骨与关节疾病诊断中的应用研究	张敏、张斌青、郭会利、刘玉珂、陈亚玲、王军、郭树农、张国辉、杨静、栗二毛、王伟、赵颖、锐		河南省中医管理局	2012.06	河南省中医药科技成果一等奖			省部 40
					2013.09	河南省科技进步奖三等奖			
136	手法复位结合椎体成形术治疗骨质疏松性胸腰椎压缩骨折的临床研究	周英杰、郑怀亮、赵庆安、赵刚、周晓峰、赵鹏飞、王少纯		河南省中医管理局	2011.08	河南省中医药科技成果一等奖			
137	中药减少全髋关节置换术后深静脉血栓形成的临床研究	刘又文、杜志谦、刘佰让、陈献韬、王庆丰、高菲菲、刘立云、贾宇东、陈柯、张晓东、张颖、王宁、耿捷、沈素红		河南省中医管理局	2012.06	河南省中医药科技成果一等奖			
138	基于计算机网络的规范诊疗行为自动监控系统的构建与应用	杜天信		河南省中医管理局	2012.06	河南省中医药科技成果一等奖			

续表

序号	项目名称	主要完成人	起止时间	获奖情况			专利情况	备注
				授奖单位	时间	级别		
139	再植（移植）组织血循环危象监护的系统研究	郭艳幸、赵爱琴、冯坤、张淑卿、董绯云、李洛宜、赵东亮、王烨芳、徐巧妮、陈红岩、韦小玲、邹吉峰、王丽君、孙远红		河南省中医管理局	2012.06	河南省中医药科技成果二等奖		
140	中药联合生物膜预防肌腱粘连的实验及临床研究	程春生、赵治伟、查振青、程真真、崔巍、唐洪涛、王新江、单海民、马文龙、石宁宁、李刚、宋冠鹏		河南省中医管理局	2012.06	河南省中医药科技成果二等奖		
141	骨肉瘤特异性标志蛋白的筛选	古建立、黄满玉、李东升、张志勇、宋国英、郭建刚、丁幸坡		河南省中医管理局	2012.06	河南省中医药科技成果二等奖		

续表

序号	项目名称	主要完成人	起止时间	获奖情况			专利情况	备注
				授奖单位	时间	级别		
142	顾痹清方治疗类风湿关节炎湿热闭阻证的疗效评价及对细胞因子调节作用的研究	张永红、王笑青、侯宏理、王玉丽、许素琴、曹颂、李洛宜、张万义、张丽丽、王智勇、沙莎		河南省中医管理局	2013.09	河南省中医药科技成果二等奖		省部41
					2014.03	河南省科技进步奖二等奖		
143	腰椎背伸角度对腰椎间盘及椎管形变的影响	曹向阳、王智勇、范克杰、王博、饶耀剑、赵移畛、王国杰、杨雅、张银刚、张斌青		河南省中医管理局	2013.09	河南省中医药科技成果一等奖		
144	通腑净化汤在骨创伤后重症肺炎治疗中的应用研究	李良业、王凤英、李无阴、宋青凤、李鹤、焦瑞娜、韩卢丽、明松林		河南省中医管理局	2013.09	河南省中医药科技成果二等奖		
145	基于减缓骨伤患者痛苦的中医护理方法研究	张淑婷、李海婷、杨金莲、赵继红、宋晓征、韦小玲、李红玲、周晓峰		河南省中医管理局	2013.09	河南省中医药科技成果二等奖		

续表

序号	项目名称	主要完成人	起止时间	获奖情况			专利情况	备注
				授奖单位	时间	级别		
146	SPECT/DR 图像融合技术在骨与关节疾病诊断中的应用研究	张敏、刘玉珂、郭会利、张斌青、王娜、陈伟、赵颖、王智勇		河南省中医管理局	2013.09	河南省中医药科技成果一等奖		
147	金属骨小梁 AVN 重建系统治疗早期股骨头坏死的临床研究	刘又文、陈献韬、杜志谦、贾宇东、张颖、张晓东、刘立云、陈珂		河南省中医管理局	2013.09	河南省中医药科技成果一等奖		
148	朴阳还五汤干预嗅鞘细胞移植治疗脊髓损伤机制研究及临床观察	饶耀剑、郭艳幸、朱文潇、宋永伟、赵鹏飞、贾春霞、张亚		河南省中医管理局	2013.09	河南省中医药科技成果二等奖		
149	《平乐正骨郭维准》	郭艳幸、郭维淮、郭艳幸、赵庆安		河南省中医管理局	2013.09	河南省中医药科技成果一等奖		
150	《肩部损伤诊断学》	张作君、牛素玲、昌忠孝、杨水玲、宁凡友、赵明、许海燕		河南省中医管理局	2013.09	河南省中医药科技成果二等奖		

续表

序号	项目名称	主要完成人	起止时间	获奖情况			专利情况	备注
				授奖单位	时间	级别		
151	股骨头坏死愈合胶囊治疗早期股骨头坏死的药理和临床研究	高书图、刘又文、杜志谦、陈献韬、赵涵正、谭旭仪、高菲菲		河南省中医管理局	2014.08	河南省中医药科技成果一等奖		
152	整体辨证、三期分治膝骨关节炎的临床研究	郝军、赵文海、詹红生、何伟、王志伟、邹春雨、张延杰		河南省中医管理局	2014.08	河南省中医药科技成果一等奖		
153	加味黄芪桂枝五物汤治疗周围神经损伤的实验及临床研究	程春生、程真真、唐洪涛、李小玲、单海民、晁晓宝、曹正品		河南省中医管理局	2014.08	河南省中医药科技成果一等奖		
154	平乐正骨平衡理论研究与应用	郭艳幸、何清湖、孙贵香、郭珈宜、王健智、崔宏勋、李峰		河南省中医管理局	2014.08	河南省中医药科技成果一等奖		
155	平乐穴位点按推压法在缓解急性尿潴留中的应用研究	李海婷、何建玲、赵继红、韦小玲、宋晓征、张淑卿、杨金莲		河南省中医管理局	2014.08	河南省中医药科技成果二等奖		

续表

序号	项目名称	主要完成人	起止时间	获奖情况 授奖单位	时间	级别	专利情况	备注
156	髓芯减压自体骨髓干细胞移植联合中药治疗股骨头坏死的临床应用研究	张宏军、王帅、郭艳幸、刘文文、范克杰、何建玲、武耀建		河南省中医管理局	2014.08	河南省中医药科技成果一等奖		
157	肩袖损伤的发病规律和治疗方法研究	张作君、张川、昌中孝、牛素玲、杨林平、赵明、许海燕		河南省中医管理局	2014.08	河南省中医药科技成果二等奖		
158	骨松益骨方对脾肾气虚型原发性骨质疏松症的机制研究及临床应用	孔西建、吴丹、翟远坤、叶进、李盈盈、毛春焕、王娜		河南省中医管理局	2014.08	河南省中医药科技成果二等奖		
159	中药肠道去污在调控和修道骨创伤后 SIRS/CARS 平衡中的应用研究	李良业、王凤英、李无阴、杨铁柱、焦瑞娜、何冬梅、韩卢丽		河南省中医管理局	2014.08	河南省中医药科技成果二等奖		
160	《中医骨伤药物配对集粹》	张虹、杜志军、肖振杰		中华中医药学会	2015.09	中华中医药学会学术著作奖三等奖		省部 42

续表

序号	项目名称	主要完成人	起止时间	获奖情况			专利情况	备注
				授奖单位	时间	级别		
161	名老中医药专家毛天东筋伤疗法的传承研究	毛书歌、何建玲、李倩、王少纯、武耀剑、毛春焕、邢林波		河南省中医管理局	2014.08	河南省中医药科技成果二等奖		
162	椎间盘丸延缓腰椎固定后邻近节段退变影响的研究	饶耀剑、杜志谦、何建玲、孙勇、李新生、张红星、崔家伟		河南省中医管理局	2014.08	河南省中医药科技成果一等奖		
163	基于3D骨科医患沟通应用系统的研发	杜天信、赵移瞻、金珠、赵东亮、曹向阳、张敏、王庆丰		河南省中医管理局	2015.08	河南省中医药科技成果一等奖		
164	平乐正骨外固定器的研究与应用	郭艳幸、陈宝龙、王健智、赵东亮、郭珈宜、冯坤、谢文		河南省中医管理局	2015.08	河南省中医药科技成果一等奖		
165	平乐正骨手法复位结合相对稳定内固定治疗下肢长骨骨折的临床研究	李无阴、刘又文、贾宇东、刘立云、郭宸豪、张颖、王会超		河南省中医管理局	2015.08	河南省中医药科技成果一等奖		

续表

序号	项目名称	主要完成人	起止时间	获奖情况			专利情况	备注
				授奖单位	时间	级别		
166	髋膝骨病临床治疗关键技术问题研究	刘又文、张颖、刘立云、王会超、王庆丰、朱英杰、贾宇东		河南省中医管理局	2015.08	河南省中医药科技成果一等奖		
167	洛阳正骨手法的规范化系统研究	王战朝、尚延春、杜志谦、张江涛、孟庆阳、孙永强、闫占民		河南省中医管理局	2015.08	河南省中医药科技成果一等奖		
168	经皮微创脊柱内固定系统治疗胸腰椎骨折的临床研究	周英杰、赵刚、郑怀亮、赵鹏飞、王少纯、王许可、柴旭斌		河南省中医管理局	2015.08	河南省中医药科技成果一等奖		
169	负重位MRI在肌骨系统疾病诊断中的应用	张敏、张斌青、李培岭、郭会利、刘玉珂、陈伟、杨静		河南省中医管理局	2015.08	河南省中医药科技成果一等奖		
170	筋病学说构建及其指导退行性脊柱关节病防治研究	郝军、李无阴、詹红生、孙勇、刘继权、袁彦浩、鲍铁周		河南省中医管理局	2015.08	河南省中医药科技成果一等奖		

续表

序号	项目名称	主要完成人	起止时间	授奖情况			专利情况	备注
				授奖单位	时间	级别		
171	补阳还五汤对脊髓损伤后残存轴突髓鞘化影响的临床研究及机制探讨	饶耀剑、赵鹏、王庆丰、李俊杰、贾春霞、王凤英、秦娜		河南省中医管理局	2015.08	河南省中医药科技成果一等奖		
172	骨质疏松健康评价系统的开发	赵移膺、杜天信、孔西建、王春秋、赵刚、庞浩杰、刘志亭		河南省中医管理局	2015.08	河南省中医药科技成果一等奖		
173	钉道植骨对预防股骨折愈合后股骨头坏死塌陷的实验及临床研究	仝允辉、唐洪海洋、李红军、仝昭方、程真真、侯洪涛		河南省中医管理局	2015.08	河南省中医药科技成果二等奖		
174	"肺肠同治"对骨创伤后脓毒症患者多脏器保护作用及截断向MODS演变的临床研究	李良业、王凤英、李无阴、杨铁柱、焦瑞娜、孔西建、崔敏红		河南省中医管理局	2015.08	河南省中医药科技成果二等奖		
175	骨松强骨方治疗肾阴虚血瘀型骨质疏松症的临床应用及机制研究	孔西建、翟远坤、李盈盈、叶进、吴丹、王凤英、毛春焕		河南省中医管理局	2015.08	河南省中医药科技成果二等奖		

续表

序号	项目名称	主要完成人	起止时间	获奖情况			专利情况	备注
				授奖单位	时间	级别		
176	动脉灌注联合经皮空心钉减压支撑治疗围塌陷期股骨头坏死的临床研究	孔凡国、韩松辉、杨海、刘玉河、李跃京、林玲、王娜		河南省中医管理局	2015.08	河南省中医药科技成果二等奖		
177	中药熏蒸对不同证型骨质疏松症腰痛症状改善情况的临床研究	李海婷、邢林波、席世珍、何建玲、赵爱琴、张淑卿、李志红		河南省中医管理局	2015.08	河南省中医药科技成果二等奖		
178	循证医学在医院药学工作中的应用研究	张虹、李洁、吴晓龙、孟璐、杨洮、马依林、王秀真		河南省卫计委	2015.09	卫生政策研究优秀成果一等奖		
179	塌陷预知、髋关节牵引形器联合中药治疗早期股骨头坏死	刘文文、高书图、朱英杰、张宏军、张颖、王会超、贾宇东、陈献涛、张晓东、李建明、段卫锋、郭宸豪、马向浩、张蕾蕾、吴星		中国中医药研究促进会	2015.09	中国中医药研究促进会科学技术进步奖二等奖		

续表

序号	项目名称	主要完成人	起止时间	获奖情况			专利情况	备注
				授奖单位	时间	级别		
180	补肾活血法联合"支撑"技术治疗早期股骨头坏死	刘又文、张颖、王端权、高书图、王庆丰、陈献韬、王会超、朱英杰、贾宇东、孙端波、张蕾蕾、张宏军、马向浩、吴星、郭宸豪		中国中西医结合学会	2015.11	中国中西医结合学会科学技术奖三等奖		省部43
181	益气活血法减少全髋关节置换术后深静脉血栓形成的基础与临床研究	刘又文、沈素红、陈献韬、王庆丰、陈卫衡、王上增、贾宇东、张颖		中华中医药学会	2015.11	中华中医药学会科学技术奖三等奖		省部44
182	平乐正骨平衡理论及其应用	郭艳幸、何清湖、孙贵香、郭珈宜、王健智、崔宏勋、李峰、冯坤、郭艳锦、鲍铁周		河南省科学技术厅	2015.11	河南省科学技术进步奖二等奖		省部45
183	自体骨髓干细胞移植联合中药在股骨头坏死保髋治疗中的临床应用	张宏军、王帅、刘又文、秦娜、范克杰、王绍辉、张延召		河南省科学技术厅	2015.11	河南省科学技术进步奖三等奖		省部46

续表

序号	项目名称	主要完成人	起止时间	获奖情况			专利情况	备注
				授奖单位	时间	级别		
184	益肾活血法治疗原发性骨质疏松症的临床及作用机制	孔西建、李盈盈、瞿远坤、杜天信、叶进、吴丹、毛春焕		河南省科学技术厅	2015.11	河南省科学技术进步奖三等奖		省部 47
185	中药肠道去污在调控和诱导骨创伤 SIRS/CARS 平衡中的应用	李良业、王凤英、李无阴、杨铁柱、焦瑞娜		河南省科学技术厅	2015.11	河南省科学技术进步奖三等奖		省部 48
186	整体辨证、三期分治膝骨关节炎	郝军、赵文海、詹红生、王志伟、邹春雨、高文香、张延杰		河南省科学技术厅	2015.11	河南省科学技术进步奖三等奖		省部 49
187	基于计算机网络的规范诊疗行为自动监控系统的构建与应用	杜天信、赵移膀、李无阴、吴建、裴会芳、张明、金瑛		河南省科学技术厅	2016.12	河南省科学技术进步奖三等奖		省部 50
188	SPECT/DR 图像融合技术在骨与关节疾病诊断中的应用	张敏、刘玉河、张斌青、陈亚玲、郭会利、郭智萍、王娜		河南省科学技术厅	2016.12	河南省科学技术进步奖三等奖		省部 51

续表

序号	项目名称	主要完成人	起止时间	获奖情况			专利情况	备注
				授奖单位	时间	级别		
189	骨质疏松健康评价系统的开发	赵移瞦		中国商业联合会	2016.12	中国商业联合会科学技术奖三等奖		
190	基于3D骨科医患沟通应用系统的研发	杜天信		中国商业联合会	2016.12	中国商业联合会科技服务业科技创新奖三等奖		
191	SPECT/CT融合显像早期诊断人工髋关节假体松动的临床研究	刘玉珂、王娜、张敏、张斌青、王军辉、孔凡国、郭会利、尚延春、李培岭、陈亚玲		河南省中医管理局	2017.03	河南省中医药科技成果奖一等奖		
192	精益管理模式在提升医院综合服务中的应用	杜天信、郭艳辛、张淑卿、吴松梅、李海婷、赵爱琴、黄方超、赵继红、邢林波、田金玲		河南省中医管理局	2017.03	河南省中医药科技成果奖一等奖		
193	平脊疗法治疗青少年颈椎曲度异常的有效性及安全性研究	李志强、鲍铁周、张甜甜、秦庆广、刘佳、徐弘洲、孔凡国、杜欢欢、陈磊		河南省中医管理局	2017.03	河南省中医药科技成果奖一等奖		

续表

序号	项目名称	主要完成人	起止时间	获奖情况			专利情况	备注
				授奖单位	时间	级别		
194	PIVAS 智慧型技术平台在医院静脉用药闭环系统中的应用研究	吴晓龙、何广宏、秦娜、魏立伟、张虹、赵移晓、赵小军、王凯、万丹丹、有曼		河南省中医管理局	2017.03	河南省中医药科技成果奖一等奖		
195	循证医学理论指导下的抗菌药物的合理应用	张虹、孟璐、李洁、庞浩杰、秦娜、杨洸、张院辉、王丹丹、马依林		河南省中医管理局	2017.03	河南省中医药科技成果奖一等奖		
196	红外图像融合对骨关节系统疾病诊断的应用研究	张敏、宋青凤、张斌青、刘玉珂、郭会利、于子晓、刘红娟、陈伟、孔凡国、张国庆		河南省中医管理局	2017.03	河南省中医药科技成果奖一等奖		
197	补中益气汤减少全髋关节置换术后抗凝药物用量的临床研究	张晓东、王潍琳、杜志谦、刘艳茹、刘立云、杜贵强、朱英杰		河南省中医管理局	2017.03	河南省中医药科技成果奖一等奖		

续表

序号	项目名称	主要完成人	起止时间	获奖情况			专利情况	备注
				授奖单位	时间	级别		
198	平乐正骨学术思想渊源整理与应用	郭艳幸、何清湖、肖碧月、郭珈宜、马瑰、崔宏勋、孙贵香、刘密、陈利国、郭艳锦		河南省中医管理局	2017.03	河南省中医药科技成果奖一等奖		
199	MR功能成像对下腰痛腰椎退变评价的临床应用研究	郭智萍、赵建、张旭静、张国庆、陈亚玲、陈伟		河南省中医管理局	2017.03	河南省中医药科技成果奖一等奖		
200	腰背肌锻炼对腰椎间盘突出症患者多裂肌形态及临床疗效的影响	曹向阳、赵明宇、李志强、张向东、杨超凡、席占国、廉杰、王鹏、王博、范克杰		河南省中医管理局	2017.03	河南省中医药科技成果奖一等奖		
201	一种骶髂螺钉导针的进针点维持及方向调整工具	蔡鸿敏、刘又文、李红军、成传德、汤金城		河南省中医管理局	2017.03	河南省中医药科技成果奖一等奖		
202	骨松健骨方治疗肝肾阴虚血瘀型原发性骨质疏松症的临床应用及机制研究	孔西建、吴丹、李盈盈、翟远坤、刘玉河、廉杰、叶进		河南省中医管理局	2017.03	河南省中医药科技成果奖二等奖		

续表

序号	项目名称	主要完成人	起止时间	获奖情况			专利情况	备注
				授奖单位	时间	级别		
203	三步五法正脊术治疗青少年特发性脊柱侧弯的临床研究	毛书歌、李倩、卜会亭、倪路、李利、程坤、廉杰		河南省中医管理局	2017.03	河南省中医药科技成果奖二等奖		
204	磁共振波谱成像与扩散加权成像对脊髓损伤诊断的应用研究	郭会利、李培岭、水根会、刘玉河、张斌青、刘红娟、王娜		河南省中医管理局	2017.03	河南省中医药科技成果奖二等奖		
205	基于"气血相关"理论论治疗骨创伤后脓毒血症证及MODS的临床研究	李良业、王凤英、李无阴、杨铁柱、焦瑞娜、乔若飞、明松林		河南省中医管理局	2017.03	河南省中医药科技成果奖二等奖		
206	活血益气通经汤治疗腰椎间盘突出症的临床研究	周英杰、王少纯、王运龙、柴旭斌、崔宏勋、赵蕾、魏立伟		河南省中医管理局	2017.03	河南省中医药科技成果奖二等奖		
207	老年髋部手术患者围手术期深静脉血栓与D-二聚体、FIB的相关性研究	张宏军、张延召、王帅、刘文文、范克杰、沈素红、王绍辉		河南省中医管理局	2017.03	河南省中医药科技成果奖二等奖		

续表

序号	项目名称	主要完成人	起止时间	获奖情况			专利情况	备注
				授奖单位	时间	级别		
208	中西医结合治疗肘关节骨性关节炎的临床研究	张作君、张川、昌中孝、赵明、杨林平、冯端萍、李星星		河南省中医管理局	2017.03	河南省中医药科技成果奖二等奖		
209	骨伤康复专科护士培训及评价体系的构建与应用	李海婷、张淑卿、樊英戈、杨金连、吴松梅、邢林波、李小羚		河南省中医管理局	2017.03	河南省中医药科技成果奖二等奖		
210	信息化和条码识别技术在医院中药饮片精准调配中的应用	何广宏、吴晓龙、王昭、赵移眹、王庆丰、张丽、张虹		河南省中医管理局	2017.03	河南省中医药科技成果奖二等奖		
211	机器人智能控制技术在骨伤科的研究应用	曹向阳、杜天信、杨超凡、赵移眹、袁帅、杨鑫、王宪泽		河南省中医管理局	2017.11	河南省中医药科技成果奖一等奖		
212	平乐郭氏补肾填精对组织工程脊柱融合作用实验研究	郭艳幸、吕振超、曹向阳、郭珈宜、崔宏勋、冯坤、张玉可、刘源、赵庆安		河南省中医管理局	2017.11	河南省中医药科技成果奖一等奖		

续表

序号	项目名称	主要完成人	起止时间	获奖情况			专利情况	备注
				授奖单位	时间	级别		
213	基于肿瘤药敏试验的骨肉瘤个体化化疗的临床研究	秦晓飞、韩志、程国平、王孝辉、马艳英、郭建刚、崔宏勋、王庆丰、张勇勇、黄满玉		河南省中医管理局	2017.11	河南省中医药科技成果奖一等奖		
214	红外图像融合对腰椎间盘突出症中医辨证分型的指导研究	张斌青、宋青凤、李瑜卓、郭会利、刘玉河、郭树农、张国庆		河南省中医管理局	2017.11	河南省中医药科技成果奖一等奖		
215	洛阳正骨手法平脊疗法－平乐治筋手法的临床研究	鲍铁周、李志强、秦庆广、刘佳、宋永伟、李新生、邢林波		河南省中医管理局	2017.11	河南省中医药科技成果奖一等奖		
216	桃仁膝康丸质量标准及剂型的提升研究	杜天信、申晟、李洁、张虹、杜志谦、孟璐、杨冼、杨艳梅、张磊、谢扬帆		河南省中医管理局	2017.11	河南省中医药科技成果奖一等奖		

续表

序号	项目名称	主要完成人	起止时间	获奖情况			专利情况	备注
				授奖单位	时间	级别		
217	平乐郭氏正骨传统药物临床应用规律研究	张虹、马依林、张晓辉、孟璐、李洁、庞浩杰、秦娜、杨洸、王丹丹、罗石任		河南省中医管理局	2017.11	河南省中医药科技成果奖一等奖		
218	智能化熏蒸牵引系列产品的研制与应用	郭艳幸、赵东亮、冯坤、郭珈宜、李无阴、李娜、韩军涛		河南省中医管理局	2017.11	河南省中医药科技成果奖一等奖		
219	基于"个性化3D打印技术"提高青壮年股骨颈骨折疗效的临床研究	刘又文、张颖、马向浩、王会超、王庆丰、范亚楠、贾宇东		河南省中医管理局	2017.11	河南省中医药科技成果奖二等奖		
220	放射性核素结合中医药治疗距骨缺血性坏死的临床研究	郭会利、李培岭、郭水洁、水根会、刘红娟、蒋巧玲、刘云		河南省中医管理局	2017.11	河南省中医药科技成果奖二等奖		
221	颞下颌关节病的中医药治疗方法研究	胡沛、马莉、韩松辉、宋晓征、王璘琳、吴振清、王帅		河南省中医管理局	2017.11	河南省中医药科技成果奖二等奖		

续表

序号	项目名称	主要完成人	起止时间	获奖情况				专利情况	备注
				授奖单位	时间	级别			
222	平乐正骨历史渊源考证研究	陈利国、滕军燕、杜天信、郭艳幸、郭珈宜、王敬威、周民强		河南省中医管理局	2017.11	河南省中医药科技成果奖二等奖			
223	扶正解毒祛瘀法对严重骨创伤后脓毒症患者的心脏保护作用	李良业、王凤英、乔若飞、李无阴、焦瑞娜、尤莉莉、李光文		河南省中医管理局	2017.11	河南省中医药科技成果奖二等奖			
224	基于JCI标准的中医医院药事管理和药学服务模式的研究	吴晓龙、秦娜、张虹、魏立伟、何广宏、刘培建、丁幸坡		河南省中医管理局	2017.11	河南省中医药科技成果奖二等奖			
225	髋膝病的临床治疗关键技术问题	刘又文、张颖、刘立云、何伟、魏秋实、李文龙、张蕾蕾		河南省科学技术厅	2017.12	河南省科技进步三等奖			

附录二

河南省洛阳正骨医院、河南省正骨研究院专利一览表

2017 年 12 月 29 日整理

序号	专利名称	专利情况		发明人（设计人）	专利号	专利申请日	证书号	授权公告日
		发明专利	实用新型					
1	医用骨伤科射针器		实用新型	孙维瑛、孙炳烈				
2	钩拉复位固定器		实用新型	宋广献、毛书歌、张传礼				
3	旋转可调式床头牵引架		实用新型	常世卿				
4	钳夹加压式髌骨固定器		实用新型	张作君、成传德、朱明海王俊顾、郭淑菊、边涛	ZL 96 204158.0		270011	1997.09.13
5	仿手法式踝关节骨折复位固定器		实用新型	莫勋南、孟宪杰、任志凯				
6	小腿复位固定夹板		实用新型	仝允辉				
7	框槽式洗片架		实用新型	武跃建、赵庆安、曹亚飞、郭艳幸、张嫩阁、陈占清、谢流通				

续表

序号	专利名称	专利情况		发明人（设计人）	专利号	专利申请日	证书号	授权公告日
		发明专利	实用新型					
8	双腔气囊胃管		实用新型	陈晚英				
9	下肢骨折病人专用裤		实用新型	贾春霞、赵爱琴、何晓真、何玉敏				
10	骨折加压带锁髓内钉		实用新型	张作君	ZL 01 277920.2		516023	2002.10.02
11	经皮鱼嘴钳		实用新型	杨明路、王战朝、李无阴、李西要、王俊颀、马青雯	ZL 01 277921.0		516148	2002.10.02
12	分隔式气圈防褥疮垫		实用新型	庞景霞	ZL 00 2 63056.7		454302	2001.10.03
13	下肢屈膝专用支架		实用新型	陈莉、许巧妮、赵继红	ZL 02 212788.7		526909	2002.12.04
14	下肢外展肢架		实用新型	陈莉、何晓真、赵继红、许文	ZL 02 213026.8		534806	2003.01.22
15	坐骨神经阻滞麻醉定位器		实用新型	杨惠菊、朱桂枝、李无阴、常庚申、康定坤、仝平欣	ZL 01 277978.4			2002.09.18

续表

序号	专利名称	专利情况		发明人（设计人）	专利号	专利申请日	证书号	授权公告日
		发明专利	实用新型					
16	显微外科临床用烤灯		实用新型	徐巧妮、陈莉、李秋玲、吴春丽	ZL 02 268339.9		560678	2003.06.25
17	活血通痹袋泡剂及制备方法	发明专利		许宝军、郭艳苹、夏华玲、靳雪玲、赵新杰、李军红、曹亚飞	ZL 99 101999.7		119138	2003.08.06
18	一种治疗软组织损伤的喷雾剂及制备方法	发明专利		许宝军、高子范、冯浩、刘月桂、郭维淮	ZL 99 101998.9		122304	2003.09.03
19	股骨胫骨折可吸收内固定钉		实用新型	朱太咏、王金萍、张留栓	ZL 02 293831.1		591062	2003.12.03
20	用于股骨胫骨折内固定的自动加压鳞纹钉及其打拔器		实用新型	朱太咏、张留栓、王金萍	ZL 02 293830.3		586580	2003.11.12
21	用于股骨胫骨折的可吸收活芯螺钉		实用新型	朱太咏、刘又文、张留栓、王金萍	ZL 02 293832.X		586761	2003.11.12
22	一种用于治疗股骨颈骨折的可吸收内固定钉		实用新型	朱太咏、刘又文、张留栓、王金萍	ZL 03 269302.8		641582	2004.09.15

续表

序号	专利名称	专利情况		发明人（设计人）	专利号	专利申请日	证书号	授权公告日
		发明专利	实用新型					
23	经皮骨折固定钳（专利权人：河南省洛正医疗器械厂）		实用新型	张兵、王金萃、朱太咏张雪堂	ZL 02 293734.X		589436	2003.11.26
24	上臂贴胸前臂悬吊固定带		实用新型	介玉娇、张作君、张嫩阁、刘红娟、许艳华、宁姣兰	ZL2004 2 0039403.9		692793	2005.04.13
25	展筋按摩乳剂及其制备方法	发明专利		郭维淮、杜志谦、杜天信、郭艳萍、赵新杰	ZL01 142865.1		205056	2005.04.20
26	具有促进创伤骨折愈合的小夹板		实用新型	杜志谦、朱太咏、鲍铁周、付汝田	ZL2004 20010101.9		683951	2005.03.09
27	改进的手指皮牵引术固定托板		实用新型	庞景豪、周晓峰	ZL 2004 2 0010.4		713165	2005.07.27
28	舒筋活血祛痛膏及其制备方法	发明专利		朱太咏、谢文、谢艳、马克昌、郭维淮	ZL 2004 1 0060219.7	2004.11.08	348180	2007.09.26
29	一种油锅防火轨道推拉装置		实用新型	夏华羚、赵新杰	ZL 2006 2 0134858.8	2006.11.30	1002134	2008.01.02

续表

序号	专利名称	专利情况		发明人（设计人）	专利号	专利申请日	证书号	授权公告日
		发明专利	实用新型					
30	一种可固定大白鼠和小白鼠的试验固定器		实用新型	谢艳、朱太咏、杜志谦	ZL 2007 2 0088967.8	2007.03.12	1007713	2008.01.16
31	股骨转子间骨折的外固定架		实用新型	高书图、刘又文、杜志谦、李建民、张晓东、陈献韬、段卫峰	ZL 2008 2 0148052.3	2008.07.18	1207496	2009.04.22
32	医用腰垫		实用新型	侯桂红、水根会、李春游、任素嫦、张书卿、邢林波、王巧、段丽鹃	ZL 2008 2 0148367.8	2008.08.05	1264710	2009.08.05
33	小腿及足踝骨折病人专用垫机		实用新型	麻会玲、陈晚英、赵东亮、庞景霞、王建智	ZL 2009 2 0089713.4	2009.04.21	1351698	2010.02.03
34	多功能中药熏洗床		实用新型	赵东亮、朱太咏、谢艳、李无阴、鲍铁周、杜志谦	ZL 2009 2 0089362.7	2009.04.02	1421607	2010.05.12
35	多功能足膝浴治疗机		实用新型	赵东亮、徐蕾、麻会玲、赵法新、李无阴、朱太咏、谢艳	ZL 2009 2 0092450.2	2009.08.18	1421712	2010.05.12

续表

序号	专利名称	专利情况		发明人（设计人）	专利号	专利申请日	证书号	授权公告日
		发明专利	实用新型					
36	锁骨弹性复位固定带		实用新型	刘威、刘锋卫、高晓会	ZL 2008 2 0221212.2	2008.11.24	1275491	2009.09.09
37	医用烤灯罩		实用新型	赵爱琴、董维云、王健智	ZL 2010 2 0659242.9	2010.12.10	1883527	2011.08.10
38	腹股沟皮瓣术后患肢固定带		实用新型	陈红岩、赵爱琴、李桂云、刘艳茹	ZL 2010 2 0296121.2	2010.08.19	1697074	2011.02.09
39	一种针刺刀刃		实用新型	杨洗、王运龙、李麦朵、张红庆、鲍铁周、朱晶晶、邢林波	ZL 2010 2 0600505.9	2010.11.05	1847462	2011.06.29
40	舒筋活络自控按摩仪		实用新型	李海婷、陈晓霞、朱太咏、赵继红、赵东亮、李志红、宋晓征、苏春霞	ZL 2010 2 0646830.9	2010.12.01	1862148	2011.07.20
41	智能型模糊恒温控制器		实用新型	赵东亮、冯坤、李无阴	ZL 2010 2 0556399.9	2010.10.12	1863977	2011.07.20

续表

序号	专利名称	专利情况		发明人（设计人）	专利号	专利申请日	证书号	授权公告日
		发明专利	实用新型					
42	一种治疗膝关节滑膜炎的药物及其制备工艺	发明专利		杜志谦、袁秀荣、王战朝、杜天信、刘培建、江海肖	ZL 2008 1 0140480.6	2008.07.04	829205	2011.08.24
43	一种治疗关节僵硬、肿痛的中药喷雾剂及制备方法	发明专利		陈宝龙、王健智、凌春莹、冯坤	ZL 2009 1 0064282.0	2009.02.27	836513	2011.09.07
44	大小白鼠临时称量用储存器		实用新型	谢艳、梁国辉、赵东亮、朱太咏、李四中、杜天信	ZL 2011 2 0313611.3	2011.08.26	2210815	2012.05.30
45	股骨头坏死植骨专用器械		实用新型	梁国辉、谢艳、赵凌云、刘兴才、张宏军、陈可新、范克杰	ZL 2011 2 0356972.6	2011.09.22	2223647	2012.05.30
46	非接触红外测控式智能热辐射理疗仪		实用新型	冯坤、郭艳丰、胡志刚、陈宝龙、赵东亮、尚振东、凌春莹、王健智	ZL 2011 2 0559414.X	2011.12.29	2387587	2012.09.05
47	一种治疗骨伤病的中药乳膏及制备方法	发明专利		王健智、陈宝龙、凌春莹、冯坤	ZL 2009 1 0064284.X	2009.02.27	932534	2012.04.18

续表

序号	专利名称	专利情况		发明人（设计人）	专利号	专利申请日	证书号	授权公告日
		发明专利	实用新型					
48	椎间盘手术推刀		实用新型	卜保献、谢艳、杜天信、赵东亮、杜志谦、吕振超	ZL 2011 2 0313560.4	2011.08.26	2235891	2012.05.30
49	可调压便携式吸浆管		实用新型	张淑卿、赵爱琴、李海婷、赵继红、吴松梅、杨金莲、宋晓征、王红利	ZL 2012 2 0151746.9	2012.04.04	2562459	2012.12.12
50	精密引流瓶		实用新型	吴松梅、李海婷、杨金莲、宋晓征、张淑卿、赵爱琴、王红利、李小玲	ZL 2012 2 0151792.9	2012.04.01	2662209	2013.01.23
51	智能控温远红外热敷治疗仪		实用新型	赵东亮、冯坤、陈宝龙	ZL 2012 2 0576100.5	2012.11.05	2903693	2013.05.08
52	实时测控式智能热给药热敷治疗仪		实用新型	冯坤、郭艳苹、陈宝龙、赵东亮、胡志刚、凌春莹、王健智	ZL 2012 2 0564670.2	2012.10.30	2974937	2013.06.19
53	一种医用床脚抬高器		实用新型	赵继红、曲煜霞、李会凤、王会丽、陈慧洁	ZL 2013 2 0162476.6	2013.04.03	3134922	2013.08.28

续表

序号	专利名称	专利情况		发明人（设计人）	专利号	专利申请日	证书号	授权公告日
		发明专利	实用新型					
54	一种褥疮护理卡		实用新型	宋晓征、吴松梅、赵会霞、李辉辉、石丽利、杨伟伟、王佩	ZL 2013 2 0161878.4	2013.04.03	3135043	2013.08.28
55	一种医用膨胀式外固定螺纹针		实用新型	王孝辉、黄满玉、张彩丽、刘锋卫、靳国强、姚俊娜	ZL 2013 2 0261224.9	2013.05.15	3285932	2013.11.27
56	一种医用中空可载荷外固定针		实用新型	王孝辉、刘锋卫、黄满玉、张彩丽、姚俊娜	ZL 2013 2 026195.6	2013.05.15	3285572	2013.11.27
57	医用床单		实用新型	赵爱琴、董绯云、王丽君、李慧芳、魏晓培、李海婷、吴晓昌、宋小征	ZL 2013 2 0161827.1	2013.04.03	3174825	2013.09.18
58	一种精密颈椎牵引架		实用新型	刘艳茹、李秋玲、杜欢欢、李道通	ZL 2013 2 0333426.X	2013.06.09	3345273	2014.01.01
59	可调式颈椎康复固定枕		实用新型	王丹丹、任素婷	ZL 2013 2 0265330.4	2013.05.16	3327592	2013.12.25

续表

序号	专利名称	专利情况		发明人（设计人）	专利号	专利申请日	证书号	授权公告日
		发明专利	实用新型					
60	椎间盘钩刀		实用新型	卜保献、谢艳、赵东亮、吕振超、李四中				
61	一种手外伤多功能诊疗台		实用新型	赵爱琴、吴松梅、陈雪丽、孙远红、王丽君、魏晓培	ZL 2014 2 0190021.X	2014.04.18	3795332	2014.09.10
62	一种用于搬运卧床病人的分体式过床器		实用新型	吴松梅、李海婷、何建玲、赵爱琴、宋晓征、周晓峰、徐艳华、王烨芳	ZL 2014 2 0189840.2	2014.04.18	3794918	2014.09.10
63	一种用于治疗损伤早期的中药制剂及其制备方法	发明专利		夏华玲、赵新杰、杜志谦、谢文、薛素民、王秀真、武爱玲	ZL 2013 1 0273950.7	2013.07.02	1489566	2014.10.01
64	一种用于固定骶髂关节分离的装置		实用新型	丁强、王孝辉	ZL 2014 2 0146029.6	2014.03.28	3848651	2014.10.15
65	一种断指再植血管吻合训练器		实用新型	姚俊娜、张红星、刘锋卫	ZL 2014 2 0068553.6	2014.02.18	3710501	2014.07.30

续表

序号	专利名称	专利情况		发明人（设计人）	专利号	专利申请日	证书号	授权公告日
		发明专利	实用新型					
66	一种手术室显微镜吴军覆盖操作单		实用新型	姚俊娜、刘锋卫、张红星、谢剑侠	ZL 2014 2 0068561.0	2014.02.18	3729562	2014.08.06
67	一种断指再植手部托盘		实用新型	姚俊娜、刘锋卫、赵鹏飞	ZL 2014 2 0068551.7	2014.02.18	3730236	2014.08.06
68	一种医用手锥		实用新型	姚俊娜、刘锋卫、孙勇	ZL 2014 2 0068568.2	2014.02.18	3730290	2014.08.06
69	一种手柄防脱落的砝码牵引锤挂架及砝码牵引锤		实用新型	谢艳、赵东亮、郭云鹏、王桂枝、毕军华、邹吉锋、李小玲	ZL 2014 2 0336826.0	2014.06.24	3932607	2014.11.26
70	一次性可抽吸式中药灌洗装置		实用新型	王桂枝、谢艳、李小玲、侯桂红、张金玲、闫慧	ZL 2014 2 0226611.3	2014.05.06	3863782	2014.10.22
71	一种一次性无菌便捷式手术洞巾		实用新型	黄满玉、王孝辉、刘锋卫、鲁雪峰、张涵正、张彩丽	ZL 2013 2 0261221.5	2013.05.15	3283547	2013.11.27
72	一次性中药爆溃垫		实用新型	侯桂红、李海婷、王桂枝、毛书歌、水根会、张金玲	ZL 2014 2 0081754.X	2014.02.26	3826498	2014.10.01

续表

序号	专利名称	专利情况		发明人（设计人）	专利号	专利申请日	证书号	授权公告日
		发明专利	实用新型					
73	新型骨伤平车垫		实用新型	李海婷、何建玲、侯桂红、李志红、赵东亮、杨金莲	ZL 2014 2 0249585.6	2014.05.16	3935619	2014.11.26
74	一种弹性递增型关节矫形器支架		实用新型	孙勇、张红星、王少纯	ZL 2014 2 0190050.6	2014.04.18	3793988	2014.09.10
75	一种体温计专用保护套		实用新型	孙勇、王贺、刘锋卫	ZL 2014 2 0191783.1	2014.04.21	3795025	2014.09.10
76	一种静脉导管留置针固定带		实用新型	孙勇、张红星、李渡江	ZL 2014 2 0190028.1	2014.04.18	3795965	2014.09.10
77	一种骶尾部防褥疮水气两用垫		实用新型	孙勇、张红星、姚俊娜	ZL 2014 2 0191785.0	2014.04.21	3794454	2014.09.10
78	手部掌骨折牵引器		实用新型	查朱清、谢艳、李小玲	ZL 2014 2 0226327.6	2014.05.06	3932441	2014.11.26
79	一种脊柱创伤外固定装置		实用新型	张红星、孙勇、乔若飞、张艳莉	ZL 2014 2 0198112.8	2014.04.23	3849526	2014.10.15
80	一种椎弓根螺钉的锁止装置		实用新型	张红星、孙勇、朱文潇、张艳莉	ZL 2014 2 0198114.7	2014.04.23	3848299	2014.10.15

续表

序号	专利名称	专利情况		发明人（设计人）	专利号	专利申请日	证书号	授权公告日
		发明专利	实用新型					
81	一种椎弓根螺钉		实用新型	张红星、孙勇、刘锋卫、张艳莉	ZL 2014 2 0198079.9	2014.04.23	3849166	2014.10.15
82	一种脊柱椎弓根钉断钉取出装置		实用新型	张红星、孙勇、刘锋卫、李渡江、任飞、刘建峰	ZL 2014 2 0198105.8	2014.04.23	3848601	2014.10.15
83	智能化可折叠便携式熏蒸治疗床		实用新型	赵东亮、郭艳幸、赵移徽、冯坤、何建玲、郭珈宜、崔宏勋、杨洸	ZL 2014 2 0270938.0	2014.05.26	3862455	2014.10.22
84	熏蒸腰椎专用支撑垫		实用新型	郭艳幸、赵东亮、冯坤、郭珈宜、崔宏勋、何建玲	ZL 2014 2 0226326.1	2014.05.06	3865016	2014.10.22
85	熏蒸颈椎专用枕		实用新型	郭艳幸、赵东亮、冯坤、郭珈宜、崔宏勋、何建玲	ZL 2014 2 0081779.X	2014.02.26	3828394	2014.10.01
86	四肢艾灸器		实用新型	郭云鹏、谢艳、邹吉锋、王洪雷、焦海红、安礼飞	ZL 2014 2 0226328.0	2014.05.06	3864154	2014.10.22
87	牵引支撑架		实用新型	郭云鹏、谢艳、李小羚、王洪雷、安礼飞、邹吉锋	ZL 2014 2 0081776.6	2014.02.26	3827585	2014.10.01

续表

序号	专利名称	专利情况		发明人（设计人）	专利号	专利申请日	证书号	授权公告日
		发明专利	实用新型					
88	一种放置中药薰洗桶的可升降支架		实用新型	邹吉锋、李小玲、曹海云、谢艳、姬永梅、王淑梅	ZL 2014 2 0081780.2	2014.02.26	3933606	2014.11.26
89	一种蜡疗肩背部保温固定马甲		实用新型	邹吉锋、谢艳、李小玲、曹海云、王淑梅、赵小菲、姬永琴、齐然	ZL 2014 2 0336802.5	2014.06.24	3935073	2014.11.26
90	一种微创截骨器		实用新型	刘锋卫、孙勇、张红星	ZL 2014 2 0068552.1	2014.02.18	3730159	2014.08.06
91	一种输液电子监控器		实用新型	刘锋卫、李小利、谢剑侠、吴春丽	ZL 2014 2 0068540.9	2014.02.18	3755996	2014.08.20
92	一种骨园针夹持器		实用新型	刘锋卫、孙勇、姚俊娜	ZL 2014 2 0068554.0	2014.02.18	3729885	2014.08.06
93	一种专用腰背肌康复装置		实用新型	范兑杰、曹向阳、王博、丁铜、秦庆广、车新科、赵明媛、刘志伟、陈曦、杨超凡、张向东、王鹏	ZL 2014 2 0497762.2	2014.09.01	4020169	2014.12.24

续表

序号	专利名称	专利情况		发明人（设计人）	专利号	专利申请日	证书号	授权公告日
		发明专利	实用新型					
94	黑膏药自动熬制设备		实用新型	韩军涛、吴晓龙、赵东亮、李无阴、谢飞、李雯霞、姜洛宾	ZL 2014 2 0226294.5	2014.05.06	3864608	2014.10.22
95	一种髋关节置换术后侧卧位专用夹垫		实用新型	关妙艳、何建锋、万华、范克杰、李少卫、王帅	ZL 2014 2 0562515.6	2014.09.28	4123336	2015.02.11
96	一种组织培养用吸管		实用新型	谢艳、李小玲、赵东亮、郭云鹏、赵冶伟、朱太咏	ZL 2014 2 0081809.7	2014.02.26	4119158	2015.02.04
97	一种颞颌关节开合锻炼器		实用新型	胡沛、宋晓征、韩松辉、韩壮羽、王逸凡	ZL 2014 2 0629753.4	2014.10.29	4273342	2015.04.29
98	一种用于清除股骨头病灶专用装置		实用新型	丁强、王孝辉、张川、江艳丽	ZL 2014 2 0379582.4	2014.07.10	4019469	2014.12.24
99	一种用于固定髋臼后柱及后壁骨折的装置		实用新型	丁强、周献伟	ZL 2014 2 0748255.1	2014.12.04	4321039	2015.05.20
100	一种股骨头取出器		实用新型	丁强、周献伟	ZL 2014 2 0748898.6	2014.12.04	4321232	2015.05.20

续表

序号	专利名称	专利情况		发明人（设计人）	专利号	专利申请日	证书号	授权公告日
		发明专利	实用新型					
101	一种用于固定髋臼四方区骨折的装置		实用新型	丁强、孙琪、王孝辉	ZL 2015 2 0075679.0	2015.02.04	4454001	2015.07.15
102	一种治疗骨质疏松的骨松健骨配方及其制备工艺	发明专利		孔西建、杜天信、郭艳丰、叶进、吴丹、霍远坤、毛春焕、李盈盈、李智红		2013.07.30		2015.09.09
103	一种腰腹肌辅助锻炼装置		实用新型	曹向阳、杨超凡、范克杰、丁锏、赵蕾、王博、赵明媛、车新科、刘志伟、陈曦、王鹏、张向东、袁帅、尹玉力	ZL 2015 2 0146998.6	2015.03.16	4455845	2015.07.15
104	一种脊柱外科利用残液吸引装置		实用新型	曹海云、邹吉锋、李志伟、杨金初、赵大伟	ZL 2014 2 0611520.1	2014.10.21	4374716	2015.06.17
105	一种骨科护理用消毒装置		实用新型	邹吉锋、曹海云、赵继红、赵小菲、许文	ZL 2014 2 0611554.0	2014.10.21	4266365	2015.04.29

续表

序号	专利名称	专利情况		发明人（设计人）	专利号	专利申请日	证书号	授权公告日
		发明专利	实用新型					
106	一种骨科护理用淋浴清洗装置		实用新型	邹吉锋、曹海云、王淑梅、付晓燕、李小玲	ZL 2015 2 0232162.8	2015.04.13	4511812	2015.08.05
107	一种骨科护理用换药推车		实用新型	邹吉锋、曹海云、李海婷、谢艳、李桂云	ZL 2015 2 0232196.7	2015.04.13	4512464	2015.08.05
108	骨科护理用组合支架		实用新型	邹吉锋、曹海云、宋永伟、谢艳、姬永琴	ZL 2015 2 0178601.1	2015.03.28	4556058	2015.08.26
109	大小鼠定量饮水器		实用新型	谢艳、赵治伟、孔凡国、郭云鹏、赵东亮	ZL 2015 2 0258780.X	2015.04.27	4624334	2015.09.16
110	一种医用手推牵引锤床头升降装置治疗车		实用新型	赵冬梅、郭艳辛、邢林波鲍铁周、刘锋卫、赵东亮、郭珈宜、高晨飞	ZL 2015 2 0248190.9	2015.04.23	4540001	2015.08.19
111	一种医用多功能床头柜		实用新型	赵冬梅、李海婷、王少纯、阮海军、张淑卿、高晨飞、阮钰洁、周红霞	ZL 2015 2 0248201.3	2015.04.23	4542853	2015.08.19

续表

序号	专利名称	专利情况		发明人（设计人）	专利号	专利申请日	证书号	授权公告日
		发明专利	实用新型					
112	一种充气式腰椎三屈位牵引专用支撑垫		实用新型	赵冬梅、王少纯、刘锋卫、张淑卿、李海婷、赵东亮、宋永伟、王培培	ZL 2015 2 0248199.X	2015.04.23	4541463	2015.08.19
113	一种牵引角度可调的床头优值牵引架		实用新型	赵冬梅、赵东亮、郭珈宜、宋永伟、鲍铁周、郭艳周、刘锋卫、许晓阳	ZL 2015 2 0248203.2	2015.04.23	4541789	2015.08.19
114	卧位式髋关节外展锻炼仪		实用新型	王桂芝、何建玲、孔凡国、侯桂红、刘晓红、侯洪涛	ZL 2015 2 0319342.8	2015.05.18	4711887	2015.11.11
115	一种气压止血带内衬		实用新型	王秀萍、齐然、闫慧	ZL 2015 2 0566970.8	2015.07.31	4866500	2015.12.16
116	一种新型手术用体位垫		实用新型	王秀萍、齐然、闫慧	ZL 2015 2 0567318.8	2015.07.31	4866491	2015.12.16
117	一种带加药壶的一次性小儿静脉留置针		实用新型	司马海娟、林继红、吴京	ZL 2015 2 0301551.1	2015.05.12	4613682	2015.09.16
118	一种防脱落式下肢皮牵引装置		实用新型	司马海娟、林继红、周利峰	ZL 2015 2 0301943.8	2015.05.12	4613531	2015.09.16

续表

序号	专利名称	专利情况		发明人（设计人）	专利号	专利申请日	证书号	授权公告日
		发明专利	实用新型					
119	一种脊柱椎间植骨器		实用新型	张红星、任飞、乔艳莉、朱文潇、刘建峰	ZL 2015 2 0038636.5	2015.01.21	4454294	2015.07.15
120	一种脊柱经皮椎弓根体表投影定位装置		实用新型	张红星、任飞、王许可、张艳莉、朱文潇、刘建峰	ZL 2015 2 0038630.8	2015.01.21	4453667	2015.07.15
121	一种骨科医用锁定板		实用新型	张红星、任飞、刘兴才、张艳莉、朱文潇	ZL 2015 2 0038638.4	2015.01.21	4454072	2015.07.15
122	一种脊柱颈椎前路减压后纵韧带钩刀		实用新型	张红星、任飞、朱文潇、张艳莉、王许可、刘建峰	ZL 2015 2 0038614.9	2015.01.21	4454403	2015.07.15
123	一种实验用大小白鼠称量装置		实用新型	谢艳、秦娜、于国军、郭云鹏、王桂芝	ZL 2015 2 0875197.3	2015.11.05	5075038	2016.03.23
124	一种男性尿失禁患者简单接尿袋		实用新型	姬永琴、王红丽、于国军	ZL 2015 2 0802789.2	2015.10.17	5119092	2016.04.13
125	一种新型便携式骨科护理助行器		实用新型	姬永琴、王红丽、于国军	ZL 2015 2 0773964.X	2015.10.08	4996807	2016.02.10

续表

序号	专利名称	专利情况		发明人（设计人）	专利号	专利申请日	证书号	授权公告日
		发明专利	实用新型					
126	一种新型多功能麻醉袋		实用新型	王红丽、姬永琴、于国军	ZL 2015 2 0801408.9	2015.10.17	5177305	2016.05.04
127	一种新型便携式麻醉约束带		实用新型	王红丽、姬永琴、于国军	ZL 2015 2 0801407.4	2015.10.17	5178543	2016.05.04
128	一种医用活动膝关节冷疗装置		实用新型	谭红路、曹海云、张少娥、代朋乙	ZL 2015 2 0980474.7	2015.12.02	5222790	2016.05.18
129	一种髌骨钉钩固定装置		实用新型	谭红路、曹海云、张少娥、代朋乙	ZL 2015 2 0980500.6	2015.12.02	5224064	2016.05.18
130	一种记忆锁骨远端爪钩形固定钢板		实用新型	谭红路、曹海云、张少娥、代朋乙	ZL 2015 2 0980485.5	2015.12.02	5223898	2016.05.18
131	一种腓骨远端后侧钩型解剖固定装置		实用新型	谭红路、曹海云、张少娥、代朋乙	ZL 2015 2 0980511.4	2015.12.02	5223805	2016.05.18
132	弧形椎板拉钩		实用新型	卜保献、海洋、李小玲、耿捷、吕振超、李四中、王庆丰	ZL 2015 2 0117069.2	2015.02.27	4625553	2015.09.16
133	一种新型关节镜手术用抓钳		实用新型	魏立伟、秦娜	ZL 2015 2 1055409.X	2015.12.17	5270137	2016.06.08

续表

序号	专利名称	专利情况		发明人（设计人）	专利号	专利申请日	证书号	授权公告日
		发明专利	实用新型					
134	一种膝关节韧带重建固定装置		实用新型	魏立伟、秦娜	ZL 2015 2 1055507.3	2015.12.17	5270123	2016.06.08
135	一种新型关节镜手术用凸嘴蓝钳		实用新型	魏立伟、秦娜	ZL 2015 2 1055476.1	2015.12.17	5267934	2016.06.08
136	一种新型关节镜手术用双齿探钩		实用新型	魏立伟、秦娜	ZL 2015 2 1055410.2	2015.12.17	5269361	2016.06.08
137	一种新型骨关节切削用针刀		实用新型	陈利国、李志强、滕军燕	ZL 2015 2 0988140.4	2015.12.03	5201711	2016.05.11
138	一种骨关节腔内直射用电动注射器		实用新型	陈利国、滕军燕、李志强	ZL 2015 2 0988137.2	2015.12.03	5200639	2016.05.11
139	一种新型智能化下肢骨关节患者穿戴武助行器		实用新型	陈利国、滕军燕、李志强	ZL 2015 2 0988138.7	2015.12.03	5199717	2016.05.11
140	一种新型多功能骨关节按摩器		实用新型	陈利国、李志强、滕军燕	ZL 2015 2 0988251.5	2015.12.03	5198529	2016.05.11
141	一种具有双腔室的消毒清洁刷	发明专利		谢艳、吴晓龙、王庆丰、姬永琴、王桂芝	ZL 2014 1 0303359.6	2014.06.30	2178099	2016.08.17

续表

序号	专利名称	专利情况		发明人（设计人）	专利号	专利申请日	证书号	授权公告日
		发明专利	实用新型					
142	一种骨科护理专用器具盛放装置		实用新型	万峰格、邹吉峰、李桂云	ZL 2016 2 0201435.7	2016.03.16	5464695	2016.08.17
143	一种便携式骨科护理用可调节支架		实用新型	李桂云、邹吉峰、万峰格	ZL 2016 2 0200817.8	2016.03.16	5464837	2016.08.17
144	一种带有中药熏蒸的骨科护理烤灯		实用新型	万峰格、邹吉峰、田静娟	ZL 2016 2 0203905.3	2016.03.16	5465226	2016.08.17
145	一种输液自动停液装置		实用新型	张馨心、刘龙、段丽娟	ZL 2016 2 0281860.1	2016.03.30	5516797	2016.08.31
146	一种医用配药罐		实用新型	张馨心、刘龙、侯桂红	ZL 2016 2 0281859.9	2016.03.30	5432823	2016.08.17
147	一种易拆卸病床		实用新型	张馨心、刘龙、李春煜	ZL 2016 2 0279071.4	2016.03.30	5523670	2016.09.07
148	一种病历夹车		实用新型	张馨心、刘龙、段丽娟	ZL 2016 2 0278856.X	2016.03.30	5688062	2016.11.23
149	一种腰椎康复装置		实用新型	张馨心、刘龙、程坤	ZL 2016 2 0279008.0	2016.03.30	5521112	2016.09.07
150	一种颈椎牵引装置		实用新型	张馨心、刘龙、程坤	ZL 2016 2 0278928.0	2016.03.30	5688064	2016.11.23

续表

序号	专利名称	专利情况 发明专利	专利情况 实用新型	发明人（设计人）	专利号	专利申请日	证书号	授权公告日
151	一种角度可调式植骨棒		实用新型	张馨心、刘锋卫	ZL 2016 2 0281857.X	2016.03.30	5517627	2016.08.31
152	一种牵拉式环形抓钳		实用新型	张馨心、刘龙、程坤	ZL 2016 2 0278686.5	2016.03.30	5687926	2016.11.23
153	一种电刀笔的清洁固定装置		实用新型	王秀萍、陈献韬、闫慧、李静	ZL 2016 2 0227445.8	2016.03.23	5496455	2016.08.31
154	一种手术电刀笔、吸引连接管固定器		实用新型	王秀萍、闫慧、陈献韬、李静	ZL 2016 2 0227430.1	2016.03.23	5495409	2016.08.31
155	一种手术室专用止血带		实用新型	秦娜、李小玲、魏立伟、刘锋卫	ZL 2015 2 1110469.7	2015.12.29	5324611	2016.06.29
156	一种踝关节活动装置		实用新型	秦娜、魏立伟、刘锋卫、李小玲	ZL 2015 2 1110466.3	2015.12.29	5293062	2016.06.15
157	一种医用止血带		实用新型	秦娜、李小玲、魏立伟、刘锋卫	ZL 2015 2 1110500.7	2015.12.29		
158	一种医用弹力绷带		实用新型	秦娜、魏立伟、刘锋卫、李小玲	ZL 2015 2 1110467.8	2015.12.29	5221296	2016.05.18
159	一种大小鼠测量身长用工具		实用新型	谢艳、赵治伟、郭会利、郭云鹏	ZL 2016 2 0287626.X	2016.04.08	5787718	2016.12.21

续表

序号	专利名称	专利情况		发明人（设计人）	专利号	专利申请日	证书号	授权公告日
		发明专利	实用新型					
160	一种儿童专用股骨颈骨螺纹钉		实用新型	刘兴才、张红星、陈可新、范克杰、赵凌云	ZL 2015 2 1110546.9	2015.12.29	5318948	2016.06.29
161	一种骨科手术导向钳		实用新型	张宏军	ZL 2016 2 0465647.6	2016.05.14	5806533	2016.12.28
162	一种手术专用螺丝刀		实用新型	魏立伟、秦娜、刘锋卫	ZL 2016 2 0248009.9	2016.03.29	5598961	2016.10.12
163	一种环形抓钳		实用新型	魏立伟、秦娜、刘锋卫	ZL 2016 2 0248011.6	2016.03.29	5819661	2016.12.28
164	一种植骨棒		实用新型	魏立伟、秦娜、刘锋卫	ZL 2016 2 0248014.X	2016.03.29	5599323	2016.10.12
165	一种髋关节置换手术切口显露辅助专用器械		实用新型	范克杰、关妙艳、张宏军、刘兴才、郭艳苹、王绍辉、王帅、张延召、孙哲、张海龙	ZL 2016 2 0119687.5	2016.02.03	5915810	2017.02.08
166	一种防烫伤温针灸器		实用新型	廉杰、赵明宇、吴丹、宋懿泽、张向东、杨超凡	ZL 2016 2 0609576.2	2016.06.21	5765212	2016.12.07

续表

序号	专利名称	专利情况 发明专利	专利情况 实用新型	发明人（设计人）	专利号	专利申请日	证书号	授权公告日
167	一种大小鼠实验用连续灌胃器		实用新型	谢艳、罗亚鸽、林玲、郭会利、水根会	ZL 2016 2 0765816.8	2016.07.21	6066382	2017.04.12
168	一种牵引器器配重防护套		实用新型	王桂芝、张金玲、郭沛沛、张芮、侯桂红、孙墨渊、高丽利	ZL 2016 2 0402011.7	2016.05.06	5863097	2017.06.13
169	一种医用套状膝关节冷疗装置		实用新型	谭红略、曹海云、张少娥、代朋乙	ZL 2015 2 0980436.1	2015.12.02	5303146	2016.06.22
170	一种胫骨后交叉韧带止点骨折复位装置		实用新型	谭红略、张少娥、代朋乙、袁延浩	ZL 2016 2 0815005.4	2016.08.01	6110669	2017.04.26
171	一种前交叉韧带胫骨止点骨折固定器		实用新型	谭红略、张少娥、代朋乙、袁延浩	ZL 2016 2 0814965.9	2016.08.01	6109185	2017.04.26
172	一种胫骨内侧平台弧形排钉固定装置		实用新型	谭红略、张少娥、代朋乙、袁延浩	ZL 2016 2 0815004.X	2016.08.01	6113118	2017.05.03
173	一种治疗便秘的中药脐贴及制备方法	发明专利		赵爱琴、许文、冯卫华、陈雪丽、孙远红、康丹丹、王丽君	ZL 2015 1 0015217.4	2015.01.13	2522127	2017.06.16

续表

序号	专利名称	专利情况		发明人（设计人）	专利号	专利申请日	证书号	授权公告日
		发明专利	实用新型					
174	一种上肢骨折固定后专用儿童体位垫		实用新型	司马海娟、周利峰、孙艳华	ZL 2016 2 0287964.3	2016.04.08	5982567	2017.03.15
175	一种实验动物麻醉时间测量装置		实用新型	谢艳、吴晓龙、赵洽伟、郭云鹏	ZL 2016 2 1074738.3	2016.09.23	6357671	2017.08.04
176	一种风湿护理用加热椅		实用新型	齐然、王秀萍、邹吉锋	ZL 2016 2 1119517.3	2016.10.13	6349732	2017.08.01
177	一种颈椎后路单开门多功能拉钩装置		实用新型	卜保献、耿捷、郭晓辉、李东方、王庆丰、李四中	ZL 2016 2 0856478.9	2016.08.10	6135613	2017.05.10
178	一种肩部损伤患者用康复锻炼杆		实用新型	冯瑞萍、王巧、张川、赵东亮、刘桂凌、樊俊粉、王圆圆、尤杨	ZL 2017 2 0149862.X	2017.02.20	6437896	2017.09.01
179	一种腕关节功能锻炼装置		实用新型	冯瑞萍、王巧、席世珍	ZL 2017 2 0168738.8	2017.02.24	6441408	2017.09.05
180	一种手术用负压吸引装置		实用新型	袁彦浩、徐静	ZL 2014 2 0834113.7	2014.12.25	4372541	2015.06.17

续表

序号	专利名称	专利情况		发明人（设计人）	专利号	专利申请日	证书号	授权公告日
		发明专利	实用新型					
181	一种一次性骨科牵引带		实用新型	袁彦浩、徐静	ZL 2014 2 0834012.X	2014.12.25	4371067	2015.06.17
182	一种便携式医药箱		实用新型	司马海娟、周利峰、孙艳华	ZL 2017 2 0109533.2	2017.02.06	6391929	2017.08.18
183	一种用于骨科护理的多功能冰袋套		实用新型	万峰格、邹吉锋、曹海云、田静娟、焦瑞娜	ZL 2016 2 1349706.X	2016.12.09	6651461	2017.11.24
184	一种新型骨科用牵引器		实用新型	万峰格、邹吉锋、李桂云	ZL 2016 2 1345611.0	2016.12.09	6651476	2017.11.24
185	一种可称量大小实验鼠食量和测饮水量的笼具		实用新型	谢艳、王娜、刘玉珂、孙墨渊、李瑞颖、郭水洁	ZL 2017 2 0623500.X	2017.06.01	6727522	2017.12.15
186	一种手术专用组合螺丝刀		实用新型	张馨心、刘龙、刘锋卫	ZL 2016 2 0281858.4	2016.03.30	5861736	2017.01.18
187	一种单层式膏药加热装置		实用新型	李随花、单海民、刘锋卫	ZL 2017 2 0093813.9	2017.01.24	6364322	2017.08.08
188	一种防雨式医药箱		实用新型	李随花、单海民、刘锋卫	ZL 2017 2 0093477.8	2017.01.24	6387771	2017.08.15